0歳からの
ワクチン接種
ガイド

ワクチンで防げる子どもの病気

薗部 友良　監修

VPDを知って、子どもを守ろうの会　編

日経メディカル開発

もくじ

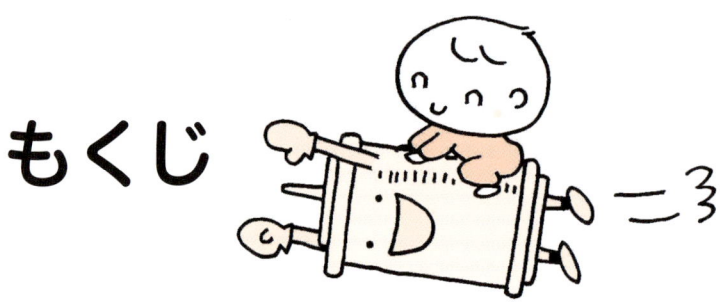

1章 VPDって何ですか？
　・「ワクチンで防げる病気」をVPDと呼びます　…6

2章 おすすめ予防接種スケジュール
　・予防接種スケジュール　…10
　・どのワクチンから接種すればよいの？　…12
　　スケジュールの5つのポイント

3章 ワクチンデビューは生後2カ月の誕生日
　・0歳の予防接種スケジュール　…16
　　ワクチンデビューは生後2カ月の誕生日
　・お誕生からはじめるワクチンデビュー計画　…19
　　出生届けを提出したら、小児科さがし
　　★赤ちゃんのワクチンデビューカレンダー　…21
　・「予防接種スケジューラー」　…22
　　アプリで簡単スケジュール管理

4章 ワクチンで防げる子どもの病気
　・B型肝炎　…26
　・ロタウイルス胃腸炎　…28
　・ヒブ感染症　…30
　・肺炎球菌感染症　…32
　・ジフテリア・破傷風・百日せき・ポリオ　…34
　・結核　…38
　・麻しん（はしか）　…40
　・風しん　…42
　・おたふくかぜ（流行性耳下腺炎）　…44
　・水痘（みずぼうそう）　…46
　・日本脳炎　…48
　・インフルエンザ　…50
　・ヒトパピローマウイルス感染症（子宮頸がんなど）　…52
　・A型肝炎　…54
　・髄膜炎菌感染症　…56

5章 ワクチンに副作用はないの？
・ワクチンの副作用（副反応）と安全性の話　…*58*

6章 同時接種は赤ちゃんを守るためのもの
・同時接種の必要性と安全性Q&A　…*62*

7章 ワクチンを接種する前に知っておきたいこと
・最初の予防接種はいつごろ受ければいいのですか？　…*70*
・任意接種のワクチンは受けなくてもいいのですよね？　…*71*
・「予診票（接種券）」がないと受けられないのですか？　…*72*
・接種日はどうやって決めればいいですか？　…*73*
・少しかぜ気味なので、今日は接種を受けないほうがいいのでしょうか？　…*74*
・接種した日はお風呂には入れますか？　…*75*

● 7月6日は「ワクチンの日」　…*76*

8章 ワクチンQ&A　もっと詳しく知りたい人のために
・ワクチンとはどのようなものですか？　…*80*
・なぜワクチンを受けなくてはいけないのですか？　…*81*
・ワクチンは自然感染より安全なのですか？　…*82*
・ワクチンより自然感染したほうが免疫は確実なのでは？　…*83*
・ワクチンを受けずに病気にかかっても治療すればいいのでは？　…*84*
・同じワクチンを何度も受けるのはなぜですか？　…*85*
・海外渡航の予定があるのですが予防接種はどうすればいいですか？　…*86*

9章 日本の予防接種制度はどうなっているの？
・日本の予防接種体制の現状と問題点　…*90*

● NPO法人 VPD を知って、子どもを守ろうの会について　…*94*

巻末　切り取って使える予防接種スケジュール表 / 0歳の予防接種スケジュール表

1章

VPDってなんですか？

「ワクチンで防げる病気」を VPDと呼びます

VPDとは「ワクチンで防げる病気」のことです。
ワクチンの専門的な学会などでは使われる言葉ですが、
一般的にはあまり知られていません。
しかし、この本では、ワクチンで病気を防ぐことの大切さを
よく知っていただくために、VPDという言葉を使うことにしました。
なぜなら、VPDは子どもたちの健康と命にかかわる問題だからです。

VPDは子どもたちの健康と命にかかわることです

子どもたちがかかりやすいVPDには、次のようなものがあります。

ワクチンで防げる主な病気

- B型肝炎
- ロタウイルス胃腸炎
- ヒブ感染症（細菌性髄膜炎など）
- 肺炎球菌感染症（細菌性髄膜炎など）
- ジフテリア
- 破傷風（はしょうふう）
- 百日せき
- 結核
- ポリオ
- 麻しん（はしか）
- 風しん
- おたふくかぜ
- 水痘（みずぼうそう）
- 日本脳炎
- インフルエンザ
- ヒトパピローマウイルス感染症（子宮頸がんなど）
- A型肝炎
- 髄膜炎菌感染症（細菌性髄膜炎など）
  ※2014年7月承認取得、発売準備中

　予防接種でおなじみの病気もありますね。これらのVPDがすべて子どもたちの命にかかわる重大な病気といわれても、ピンとこないかもしれません。でも現実に今も日本では、子どもも大人も毎年多くの人がこれらのワクチンで予防できるはずの病気＝VPDに感染して苦しんだり、後遺症を持ったり、死亡したりしているのです。

　私たちは小児医療にたずさわる医師として、厳しい現実を見てきました。VPDは子どもたちの健康と命にかかわる重大な病気であることを知ってください。

　世界中には、とてもたくさんの感染症が存在します。そんな中で、予防のためのワクチンが開発されているVPDは、たいへん少数です。せっかくワクチンがあっても、接種しなければ予防はできません。防ぐ方法のある病気なのに、防がない。こんなにもったいないことはありませんよね。

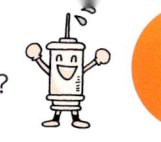

| 1章 | VPDって何ですか？ |

VPDとは… { **V**accine（ヴァクシーン）= ワクチン / **P**reventable（プリヴェンタブル）= 防げる / **D**iseases（ディジージズ）= 病気 } の略です。

大切な日本の子どもたちの命を守るために

「ワクチンさえ接種していれば、こんなことにはならなかったのに…」という思いは、ほとんどの小児科医が経験したことのあるものです。お子さんがVPDにかかり、重い後遺症が残ったり、場合によってはお子さんを亡くしてしまったりしたら…。ご家族の無念さや心の痛みは、とても私たちが書き表せるものではありません。

世界中のみんながなぜ痛い思いをしてワクチンを受け、麻しんなどのVPDがなくなることを願っているのか、考えてみてください。かかると今でも治療が難しくて、命にかかわる病気だからこそ、ワクチンが作られたのです。VPDはワクチンで防ぐべき病気なのです。

病気とはこわいものです。失った命や健康は戻ってきません。ワクチンで防げる病気は予防しましょう。

VPDの被害をなくそう（Know VPD, No VPD感染！）

日本では、欧米などの国に比べてたいへん多くの子どもたちがVPDにかかって、健康を損ねたり命を落としたりしています。その原因の一つには、ワクチンの接種率が低いことがあげられます。これはワクチンを受けさせなかった保護者の方が悪いのではありません。今の日本では、VPDの重大さやワクチンの大切さを、一般の方々が知る機会はほとんどありません。もう一つの原因は、他の国では接種できても日本では使用できなかったワクチンが多かったためです。

また、大切なワクチンと知っていても、任意接種でお金がかかるのではたいへん受けにくいものです。医療大国のはずの日本。でも、予防接種制度は、世界的に見ると遅れています。VPDの被害をなくす前にいくつもの壁が立ちはだかっているのです。

NPO法人VPDを知って、子どもを守ろうの会は、VPDで苦しむ子どもが日本から1人でも減るように、まず、皆さんにVPDの正しい情報を知っていただきたいと考えています。この本では、VPDやワクチンについて、基本的な情報を整理してまとめました。本書は、2012年に初版発行の「お母さんのためのワクチン接種ガイド 改訂版」をもとに、大幅に増補改訂した最新版です。VPDを知ってVPDの被害をなくし、日本の子どもたちを守るために、この本がお役に立てば幸いです。

なお、NPO法人VPDを知って、子どもを守ろうの会はウェブサイトでもいろいろな情報を発信しています。ぜひウェブサイト『KNOW★VPD！』(http://www.know-vpd.jp/)をご活用ください。インターネットで「VPD」と検索するとすぐわかります。

2章 おすすめ予防接種スケジュール

2014年8月版 予防接種スケジュール

ワクチン名		接種済み ✓	0歳	1カ月	2カ月	3カ月	4カ月	5カ月	6カ月	7カ月	8カ月	9カ月	10カ月	11カ月	1歳
不活化ワクチン B型肝炎	任意	□□□			①→	②					③				
生ワクチン ロタウイルス	任意	1価 □□ 5価 □□□			①	②	→ ③→								
不活化ワクチン ヒブ	定期	□□□□			①	②	③								
不活化ワクチン 小児用肺炎球菌（13価）	定期	□□□□			①	②	③								
不活化ワクチン 四種混合(DPT-IPV) 三種混合(DPT)・ポリオ(IPV単独)	定期	□□□				①	②	③							
生ワクチン BCG	定期	□						①←→							
生ワクチン MR（麻しん風しん混合）	定期	□□													①
生ワクチン おたふくかぜ	任意	□□													①
生ワクチン 水痘（みずぼうそう）	任意	□□													①
不活化ワクチン 日本脳炎	定期	□□□□													
不活化ワクチン インフルエンザ	任意	毎秋													
不活化ワクチン A型肝炎	任意	□□□													
不活化ワクチン HPV（ヒトパピローマウイルス）	定期	□□□													

> ロタウイルス・ヒブ・小児用肺炎球菌・四種混合の必要接種回数を早期に完了するには、同時接種で受けることが重要です。

> 1歳の誕生日が来たら同時接種で受けましょう。MR・おたふくかぜ・水痘の同時接種は、ヒブ・小児用肺炎球菌・四種混合の追加接種の1週間後に受けることもできます。

> 2014年10月から1～2歳児を対象に定期接種となります。感染力がとても強いので、1歳になったらできるだけ早く接種しましょう。

不活化ワクチン 不活化ワクチン **定期** 定められた期間内で受ける場合は原則として無料（公費負担）。

生ワクチン 生ワクチン **任意** 多くは有料（自己負担）。ワクチンによっては公費助成があります。任意接種ワクチンの必要性は定期接種ワクチンと変わりません。

定期予防接種の対象年齢

任意接種の接種できる年齢

同時接種：同時に複数のワクチンを接種することができます。安全性は単独でワクチンを接種した場合と変わりません。
国や日本小児科学会も乳幼児の接種部位として大腿外側部も推奨しています。くわしくはかかりつけ医にご相談ください。

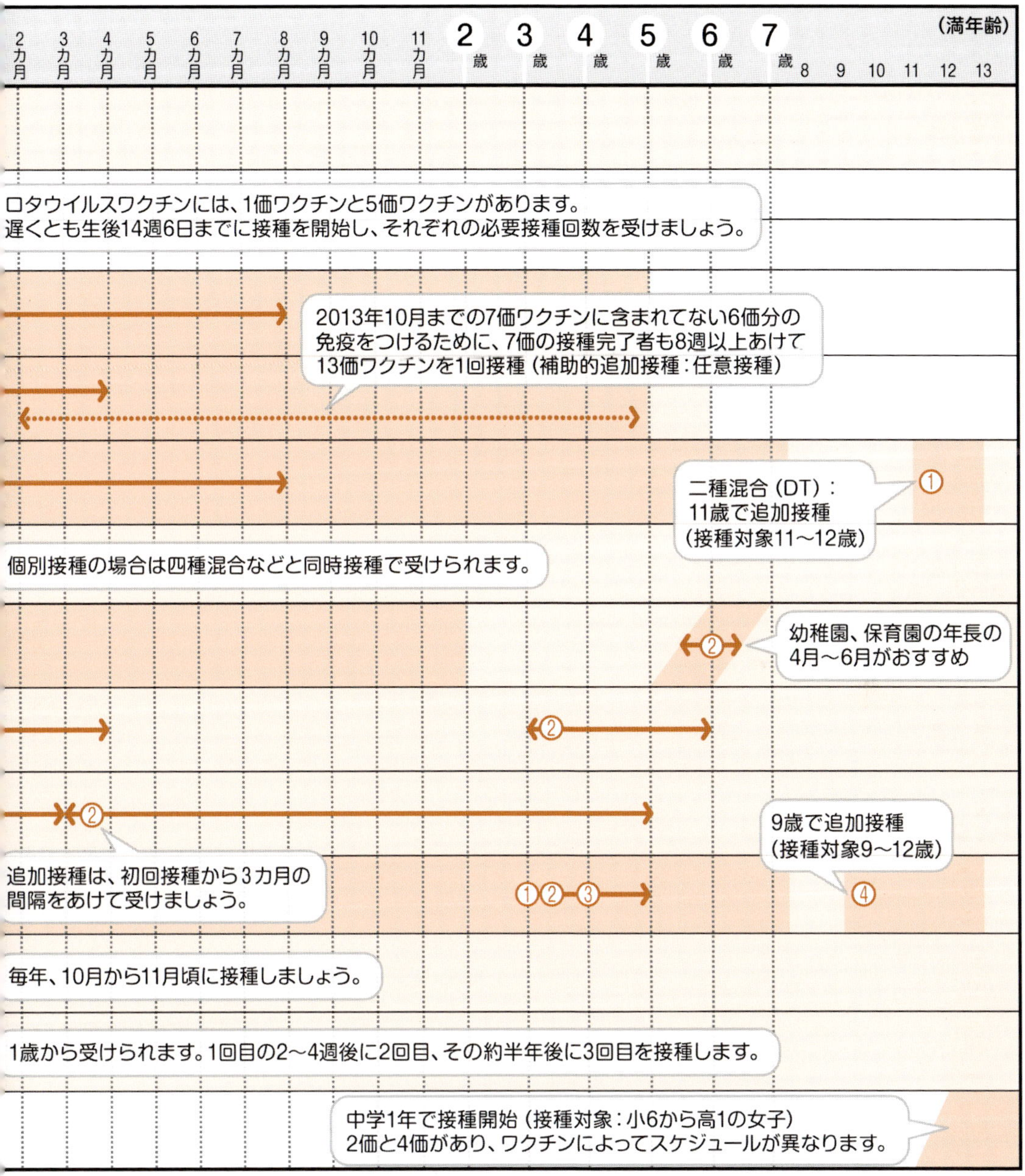

2章 おすすめ予防接種スケジュール

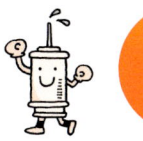

| | 2カ月 | 3カ月 | 4カ月 | 5カ月 | 6カ月 | 7カ月 | 8カ月 | 9カ月 | 10カ月 | 11カ月 | 2歳 | 3歳 | 4歳 | 5歳 | 6歳 | 7歳 | 8 | 9 | 10 | 11 | 12 | 13 (満年齢) |

ロタウイルスワクチンには、1価ワクチンと5価ワクチンがあります。
遅くとも生後14週6日までに接種を開始し、それぞれの必要接種回数を受けましょう。

2013年10月までの7価ワクチンに含まれてない6価分の免疫をつけるために、7価の接種完了者も8週以上あけて13価ワクチンを1回接種(補助的追加接種：任意接種)

二種混合(DT)：
11歳で追加接種
(接種対象11〜12歳)

個別接種の場合は四種混合などと同時接種で受けられます。

幼稚園、保育園の年長の
4月〜6月がおすすめ

9歳で追加接種
(接種対象9〜12歳)

追加接種は、初回接種から3カ月の間隔をあけて受けましょう。

毎年、10月から11月頃に接種しましょう。

1歳から受けられます。1回目の2〜4週後に2回目、その約半年後に3回目を接種します。

中学1年で接種開始(接種対象：小6から高1の女子)
2価と4価があり、ワクチンによってスケジュールが異なります。

⟵◯⟶ おすすめの接種時期(数字は接種回数)

● 次にほかの種類のワクチンが接種できるのは、不活化ワクチン接種後は1週間後の同じ曜日から、生ワクチン接種後は4週間後の同じ曜日からです。

詳しい情報は http://www.know-vpd.jp/ VPD 検索

11

どのワクチンから接種すればいいの？
●スケジュールの5つのポイント

大切な子どもをVPDから守るために、せっかくなら、
できるだけベストのタイミングで受けたいものです。
では、どのワクチンから受けたらいいのでしょう。それぞれのワクチンによって、
接種する年齢や回数などが違うので、わかりにくいですね。
ここでは、予防接種スケジュールについて、わかりやすくお話しします。
お子さまの予防接種に関しては、地域ごとの接種方法やVPDの流行状況に応じて、
かかりつけ医とご相談のうえスケジュールを立てましょう。

point 1 流行しているVPD、重症になりやすいVPDを優先する

地域で流行しているVPD（ワクチンで防げる病気）や重症になりやすいVPDがあれば、まずその予防接種を優先します。場合によっては、麻しんなど通常の接種年齢になる前から受けた方がいい場合もあるので、かかりつけの小児科医に相談してください。

また、実際の接種時期は、その地域の自治体の方針などの影響も受けますので、NPO法人VPDを知って、子どもを守ろうの会がおすすめするスケジュールどおりにいかないこともあります。かかりつけ医とご相談ください。

point 2 接種年齢（月齢）になったらすぐに受ける

ワクチンは、それぞれに接種できる月齢や年齢が決まっています。この接種年齢は、VPDにかかりやすい時期とワクチンを安全に接種でき、高い効果が得られる年齢を考慮して決められています。

ワクチンは「受けられる時期が来たら、すぐ受ける」ことが基本です。定期接種の接種期間を「これからいつでも接種できる、この期間内に接種すればいい」と考えていてはダメ。VPDにかかる前に受けなければ意味がありません。かかってしまってからでは遅いのです。これは、予定日より早く、小さく生まれた赤ちゃんも同じです。

ただし、結核（BCG）の接種時期は、生後5～8カ月が推奨されています。

2章　おすすめ予防接種スケジュール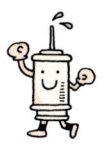

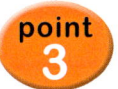 **効率的・効果的な受け方を考えて、同時接種を取り入れる**

　1度予防接種を受けると、次の接種を受けるまで一定の期間をあけることになっています。ロタウイルスやBCGワクチンなど生ワクチンのあとに別のワクチンを接種する場合は4週間（中27日）後の同じ曜日から、ヒブや小児用肺炎球菌、四種混合ワクチンなど不活化ワクチン（トキソイドを含む）の場合は1週間（中6日）後の同じ曜日からです。同じワクチン同士の場合は、それぞれ決められた接種間隔があるので、ご注意ください。例えば、最初に生後2カ月でロタウイルスワクチンだけを接種してしまうと、同じ生後2カ月から接種開始できるはずのヒブ、小児用肺炎球菌ワクチンの接種開始が4週間遅れてしまいます。接種間隔や回数を考えて、効率的・効果的に受けられるように接種順序を工夫しましょう。

　同時に2～6種類のワクチンを受ける同時接種なら、1つずつ免疫（抗体）を獲得するよりもずっと早く確実に子どもたちをVPDから守れます。受けられるときにできるだけ多くの接種を受ける同時接種は、外国では当たり前の方法です。米国では、生後2カ月の赤ちゃんは8つのVPDを予防する5本のワクチンを同じ日に注射して、ロタウイルスワクチンを飲みます。同時に複数のワクチンを接種しても、1本ずつ接種しても、それぞれのワクチンの安全性や効果に違いはありません。

↓ワクチン接種間隔

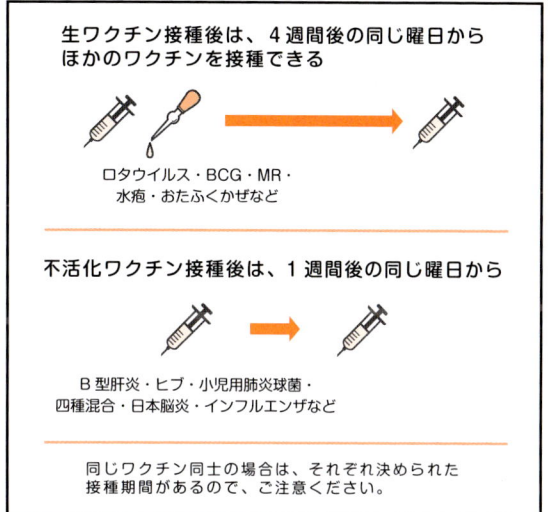

↓通院回数と所要日数　日米の比較

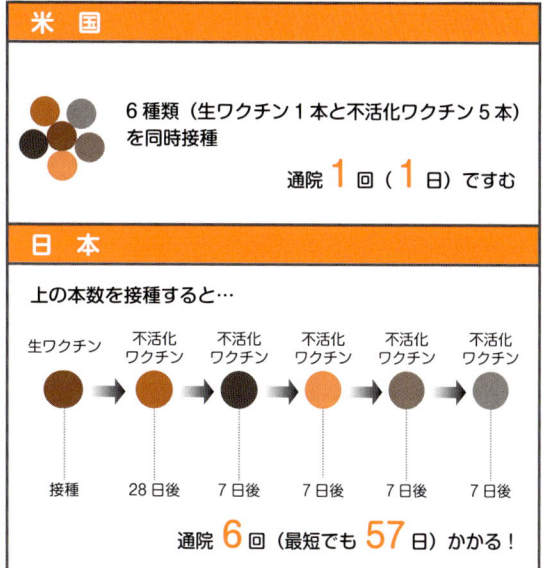

米国では生後2カ月から、発展途上国では生まれてすぐに同時接種が行われています。同時接種の安全性は欧米を中心に世界中で調査されていて、安全であることが証明されています。これ以上の確かな証拠（エビデンス）はありません。日本の子どもでも調査されていますが、当然のことながら、安全性が確認されています。

　同時接種でスケジュールが簡単になり医療機関に行く回数が減ることは、保護者のメリットのように思えます。でも、実は最大のメリットを得るのは子どもだということをあらためて理解してください。必要なワクチンで得られる免疫は、VPDにかかる前に獲得しなければ意味がありません。1本ずつ接種して、免疫獲得に時間がかかるからといって、病気は待ってくれません。もしも、その間にこわいVPDの犠牲になってしまったら…。誰のためのワクチンか、何のためのワクチンか。ワクチンの目的を考えれば、VPDの予防に必要な免疫を早く、確実に獲得することができる同時接種は、子どもにとって必要な方法であるということをご理解いただけるのではないでしょうか。

　日本での同時接種の決まりは、接種年齢に達していれば、組み合わせと接種本数に制限はありません。ただし、厚生労働省は同じ日の接種であっても集団接種と個別接種を同じ日に受けることはまだ認めていないようです。

わからない時は早めに医師に相談する

　「かぜをひいて薬を飲んでいるけど受けられる？」「アレルギーがあるけど大丈夫？うーん、わからない…。」そんなときは、ひとりで悩まずに、かかりつけの小児科医に早めに相談を。お子さんのことも、予防接種のこともよく知っているので的確なアドバイスをもらえます。

　保健所や保健センターなどの公的機関では、定期接種や助成制度のある予防接種の仕組み以外の情報は教えてもらえないことが多く、任意ワクチンを含めてすべての情報を知っている小児科医に相談することをおすすめします。

「ワクチンデビューは生後2カ月の誕生日」スタートダッシュが肝心

　赤ちゃんの予防接種は種類も回数も多く、スケジュールどおりに受けるのはたいへんです。とくに0歳の赤ちゃんのワクチンは、6種類もあり、接種回数は15回以上にもなります。多くのワクチンをタイミングよく確実に受けていくにはスタートダッシュが肝心。初めてのワクチンは生後2カ月の誕生日に受けられるように準備しておきましょう。4月25日生まれの赤ちゃんなら6月25日がワクチンデビューの日に決定です。

　『生後2カ月の誕生日』に受けたいのが、細菌性髄膜炎予防のヒブと小児用肺炎球菌、ロタウイルス、B型肝炎の4種類のワクチンです。同時接種で受けましょう。

3章

ワクチンデビューは生後2カ月の誕生日

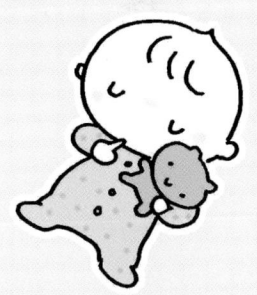

0歳の予防接種スケジュール
●「ワクチンデビューは生後2カ月の誕生日」

ここ数年で0歳児が受けるワクチンが増えました。
NPO法人 VPDを知って、子どもを守ろうの会は、
大切な赤ちゃんをVPD（ワクチンで防げる病気）から守るために、
もっとも早く確実に必要な免疫（抗体）を
つけるためのスケジュールを提案しています。

↓ワクチンデビューのおすすめ接種スケジュール

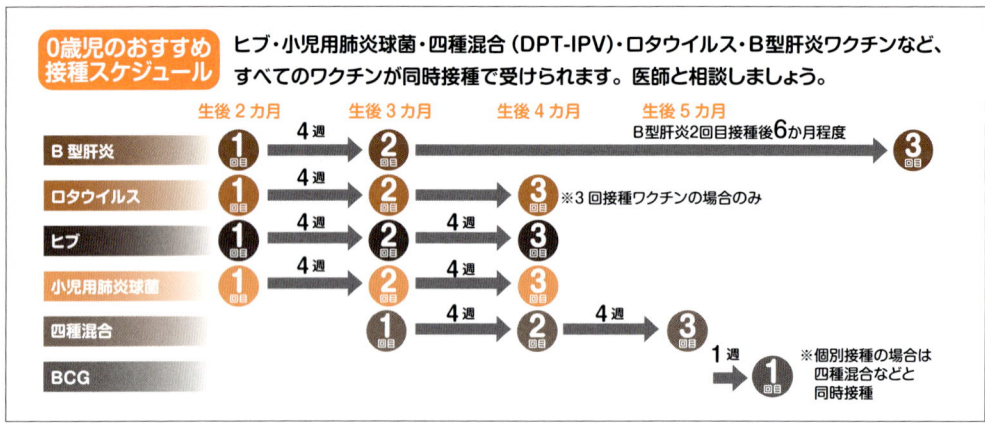

スタートダッシュが肝心。生後2カ月になったらすぐ始めよう

　ワクチンの目的はVPDの予防です。とくに乳児は感染症に対する免疫が未発達のため、ひとたびかかってしまうと重症化しやすく入院が必要になったり、命にかかわったりする場合があります。VPDにかかりやすい時期になる前にあらかじめワクチンで十分な免疫をつけておくことが大切です。特にヒブ、小児用肺炎球菌、ロタウイルス、B型肝炎、百日せきのワクチンは生後6カ月になるまでに、必要な接種回数を済ませておきましょう。

　0歳児のワクチンには生後2カ月になる前に接種できるものもありますが、全体のスケジュールや病気にかかるリスクを考えると、初めてのワクチン接種は生後2カ月の初日、2カ月の誕生日がベストです。例えば、4月25日生まれの赤ちゃんなら、6月25日から始めます。妊娠中から小児科をさがし始めて、名前をつけて出生届を出したあと、1カ月健診が終わったあとなど、早めに小児科に問い合わせておくと、2カ月からスムーズに始められますよ。

3章　ワクチンデビューは生後2カ月の誕生日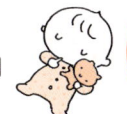

早く免疫をつけるためには、同時接種が必要不可欠

　生後6カ月までに受けたい主なワクチンは6種類（接種回数は15回以上）もあります。多数のワクチンを1本ずつ受けていては接種が遅れがちになり、確実にVPDを予防することができなくなってしまいます。保護者の方も毎週接種のため通院しなければならず、たいへんです。そのうえワクチンで防げるはずのものを後回しにしたためにVPDにかかってしまったら…。そのようなことのないように、1度に複数の免疫をつけられる同時接種をおすすめします。

　「小さな赤ちゃんに複数のワクチンを接種して大丈夫？」保護者の方は不安になりますね。でも、安心してください。同時接種は、日本ではやっとここ数年で増えてきたのですが、世界では当たり前のこと。欧米では生後2カ月の赤ちゃんに6種類のワクチンを接種しています。世界中の小児科医が同時接種を実施しているのは、予防接種スケジュールが簡単になり、接種忘れなどがなくなる（接種率があがる）だけでなく、早く免疫をつけるというワクチン本来の目的を果たすためには必要だからです。

初めてのワクチンは、
ヒブ＋小児用肺炎球菌＋ロタウイルス＋B型肝炎

　ヒブと小児用肺炎球菌ワクチンは、細菌性髄膜炎を予防します。細菌性髄膜炎は生後6カ月を過ぎるとかかる子どもが増えてきますので、生後5〜6カ月になる前には3回ずつの接種を済ませておくことが大切です。ロタウイルス感染症も生後5〜6カ月から増えますので、2回接種ワクチン（ロタリックス）では生後24週0日までに2回、3回接種ワクチン（ロタテック）では生後32週0日までに3回接種を完了させなければならず、生後2カ月の初日から（遅くとも生後14週6日までに）の接種がおすすめです。B型肝炎は母子感染の心配がないお子さんであれば生後2カ月の接種をおすすめします。

　このように、初めての予防接種で4種類（注射3種類、飲むワクチン1種類）を受けるには、それぞれに理由があるからなのです。

BCGは個別接種か集団接種か

　予防接種は、自治体が指定した日時・場所で受ける「集団接種」と小児科などの医療機関で個人で受ける「個別接種」があります。BCGは集団接種の地域と個別接種の地域がありますので、お住まいの自治体に確認しておきましょう。

生ワクチンは、接種間隔に注意

　ワクチンには「不活化ワクチン」と「生ワクチン」があります。不活化ワクチンを接種すると1週間後の同じ曜日から別のワクチンを受けられます。BCGやロタウイルスワクチンなどの生ワクチンは、4週間後の同じ曜日にならないと別のワクチンが受けられません。スケジュールをたてるときには、生ワクチンと不活化ワクチンの接種順序に注意しましょう。

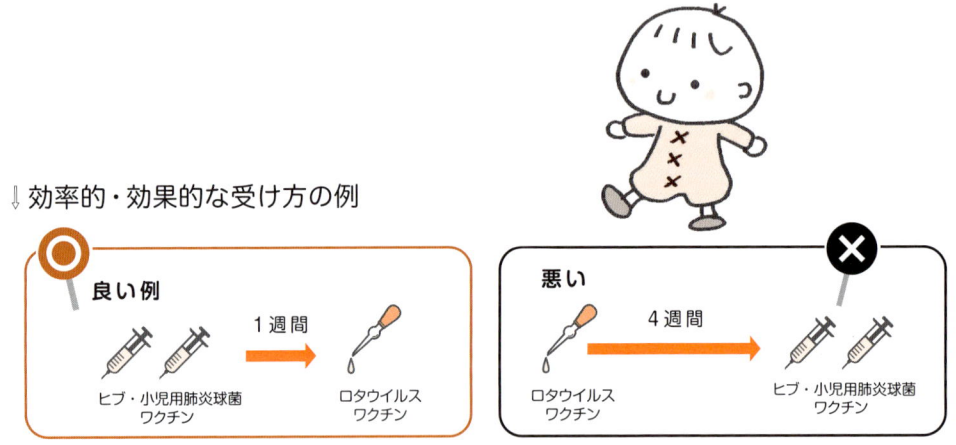

↓効率的・効果的な受け方の例

良い例：ヒブ・小児用肺炎球菌ワクチン → 1週間 → ロタウイルスワクチン

悪い例：ロタウイルスワクチン → 4週間 → ヒブ・小児用肺炎球菌ワクチン

予防接種は、かかりつけの小児科で

　0歳の赤ちゃんの予防接種スケジュールは、同時接種を前提としたスケジュールです。実際には、生後2カ月から始められなかったり、体調を崩して予定通りに進まなかったりすることもありますね。そのような場合でも、それぞれのワクチンをできるだけ同時接種で受けるようにしておけば、早くVPDの予防ができます。かかりつけ医は、同時接種で受けられる小児科を選び、早く、確実に免疫を獲得できるスケジュールを相談しましょう。

3章　ワクチンデビューは生後2カ月の誕生日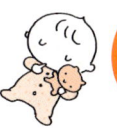

お誕生から始める ワクチンデビュー計画
●出生届を提出したら、小児科さがし

病気に対する免疫力も未熟なのが、赤ちゃん

　多くの哺乳類の赤ちゃんは生まれた直後から自分で歩き始めます。ところが人間の赤ちゃんは、歩き始めるまでに1年ほどかかります。哺乳類の常識からいえば、いわば未熟児で生まれてくるのです。未熟な赤ちゃんには助けが必要で、母親や周囲の人に守られ、いろいろとお世話してもらいながら成長していきます。

　子どもと大人はサイズが違うだけでなく、からだのつくりも異なります。特に赤ちゃんはからだのつくり、機能がもっとも未熟です。これは、病気に対する免疫力も同じで、生まれてすぐの免疫力が一番弱く、6カ月を過ぎるころから少しずつ強くなってきます。さまざまな感染症にかかることで免疫（抗体）をつけながら成長していきますが、それでも2歳くらいまでは大人に比べるとまだ弱いままです。6歳頃でようやく大人に近づきます。

母親からの免疫は、だんだん弱くなる

　よく「赤ちゃんは病気にならない」といわれます。へその緒や母乳を通じて母親から受け継いだ免疫（移行抗体）が赤ちゃんを守ってくれるからです。でも、それも一部の限られた病気の免疫でしかありませんし、生後6カ月くらいまでにはなくなってしまい、その頃からかぜなどいろいろな感染症によくかかるようになります。母親からもらった免疫力だけで、赤ちゃんをすべての感染症から守ることはできません。

かかりやすくなる前に、ワクチンで予防

　お母さんからの免疫力の代わりに、弱い赤ちゃんの健康を守るのが、ワクチンです。病気にかかりやすくなる生後6カ月頃までに、しっかりと免疫をつけてあげる必要があります。

　この時期にワクチンを接種すれば、赤ちゃんの体に負担をかけることなく、赤ちゃん自身の力で上手に免疫（抗体）をつくり出すことができるのです。だからこそ、生後2カ月からのワクチン接種がとても大切なのです。

出生届を提出したら、小児科さがし

　赤ちゃんが誕生すると、お七夜（命名）、お宮参り、お食い初めなど行事が続きます。はるか昔から子どもの成長を願って行われてきた行事です。科学が進歩した今の時代、子どもの健やかな成長のために重要なのが予防接種です。

　生後2カ月からワクチン接種を始めるためには、生後2カ月になる前にかかりつけの小児科に問い合わせて予約をしなければなりません。そのために、出生届を提出したら、かかりつけの小児科をさがし始めましょう。

かかりつけ医は、同時接種で受けられる小児科がおすすめ

　赤ちゃんがかかりやすい感染症やかかってしまうと重症化しやすい感染症を予防するには、ワクチンが有効です。0歳で受けるワクチンは種類も接種回数も多いため、かかりつけ医は同時接種で受けられる小児科を選びたいですね。

　先輩ママや新生児訪問の助産師、保健師さんなどから情報を集めるのもいいですが、小児科に直接連絡してみるのもおすすめです。同時接種を実施しているか問い合わせてみると、予防接種に対する小児科の考え方がみえるものです。

3章　ワクチンデビューは生後2カ月の誕生日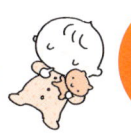

赤ちゃんのワクチンデビューカレンダー

0カ月	お誕生
	☐ お七夜・命名式
	☐ 産院退院　　☐ 出生届提出
	☐ かかりつけ医さがし
	☐ 予防接種の予約
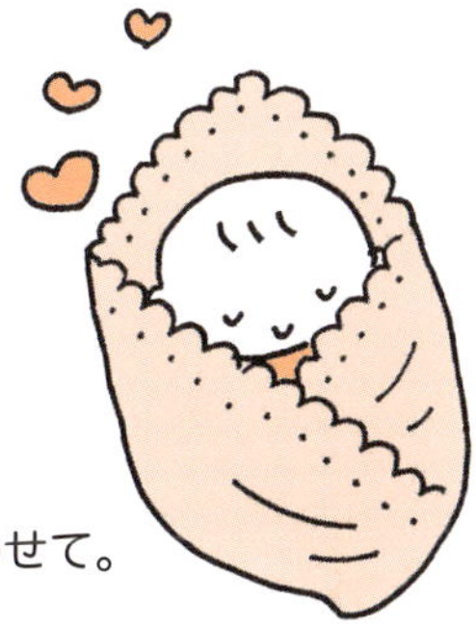	● 首が座っていないので横抱きをしましょう。
	● 授乳中ケータイはしないで赤ちゃんと目を合わせて。
	● 便利な育児アプリをチェック！

1カ月	☐ お宮参り
	☐ 1カ月健診
	☐ 「予防接種スケジューラー」「育ログ」などのアプリ活用
	☐ かかりつけ医さがし
	☐ 予防接種の予約
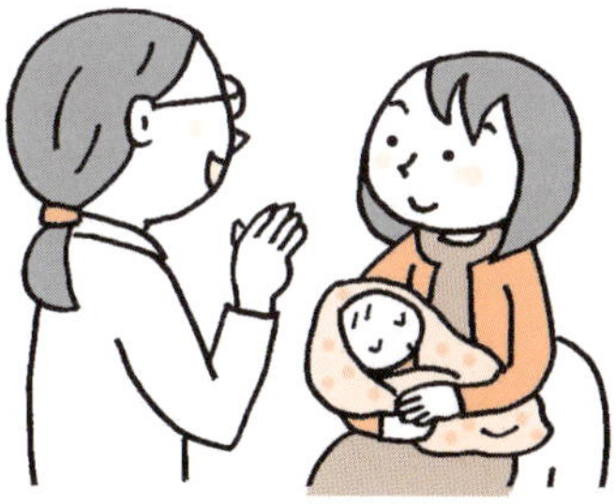	● 抵抗力が弱いので人ごみはさけて、外気に触れる程度にしましょう。
	● そろそろ大人と同じお風呂に入っても大丈夫。

2カ月	**ワクチンデビュー**
	☐ B型肝炎
	☐ ロタウイルスワクチン
	☐ ヒブワクチン
	☐ 小児用肺炎球菌ワクチン
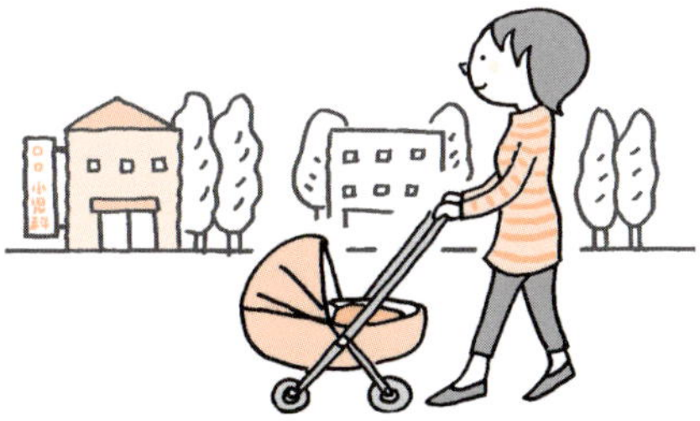	● お天気の良いときはお散歩にでかけても。

3カ月	☐ お食い初め　　☐ 3〜4カ月健診
	☐ DPT-IPV（四種混合）ワクチン
	● 授乳の量が増えて、朝までぐっすり眠ることも。
	● 首がしっかりして、腹ばいにすると頭をあげるようになります。

21

「予防接種スケジューラー」
●アプリで簡単スケジュール管理

　お子さんの予防接種は、種類が多いだけでなく、接種回数や接種間隔がワクチンごとに決められていてスケジュール管理がたいへんです。次にどのワクチンを受けるかなどは、かかりつけの小児科医とスケジュールを決めたうえで、予約し、当日に接種をします。

　「予防接種スケジューラー」アプリは、NPO法人VPDを知って、子どもを守ろうの会の小児科医とドコモ・ヘルスケアが共同開発。毎月、どのワクチンが接種できるのか、予防できるのはどんな病気か、どのようなスケジュールで受ければいいのかがわかり、お子さんのスケジュール管理をサポートします。

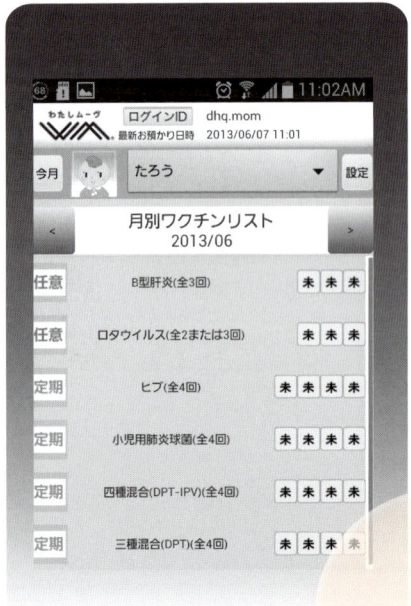

ワクチンの種類が増えて、
子どものVPDが予防できるのは
うれしいことですが、
ワクチン接種のスケジュール管理はたいへん。
そこで、おすすめなのが
スマートフォン対応アプリ
『予防接種スケジューラー』です。

パパやママたちの
こんな疑問・悩みが解消！

「今、受けられるワクチンはなに？」

「スケジュールを考えるのがたいへん！」

「次の予約は
いつだったかしら？」

「このワクチン、
どんな病気を予防するの？」

「次のワクチン、
いつから何回うければいいの？」

「ワクチンの接種記録をデータで残したい」

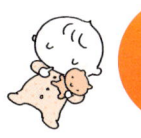

3章　ワクチンデビューは生後2カ月の誕生日

「予防接種スケジューラー」アプリの機能

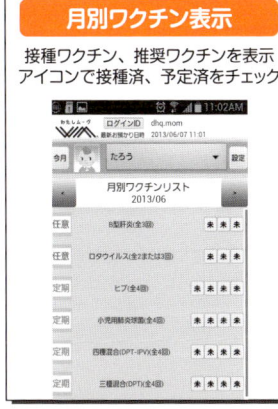

月別ワクチン表示
接種ワクチン、推奨ワクチンを表示
アイコンで接種済、予定済をチェック

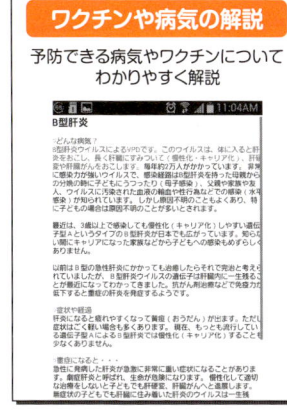

ワクチンや病気の解説
予防できる病気やワクチンについて
わかりやすく解説

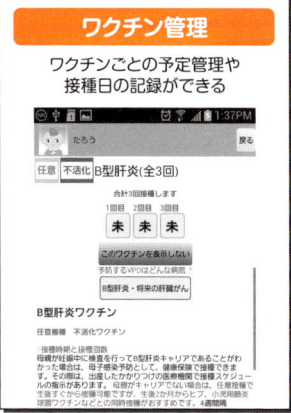

ワクチン管理
ワクチンごとの予定管理や
接種日の記録ができる

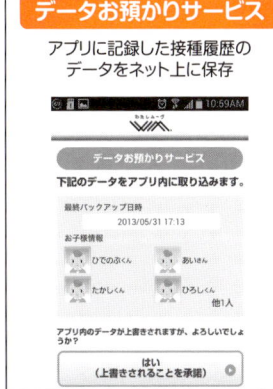

データお預かりサービス
アプリに記録した接種履歴の
データをネット上に保存

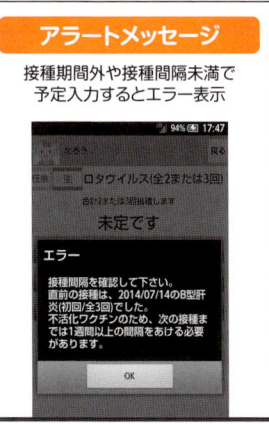

アラートメッセージ
接種期間外や接種間隔未満で
予定入力するとエラー表示

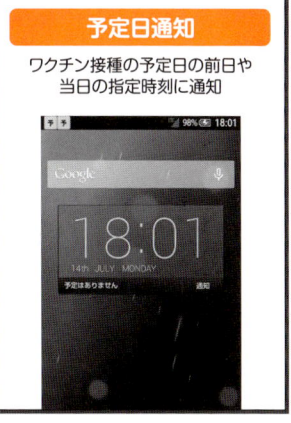

予定日通知
ワクチン接種の予定日の前日や
当日の指定時刻に通知

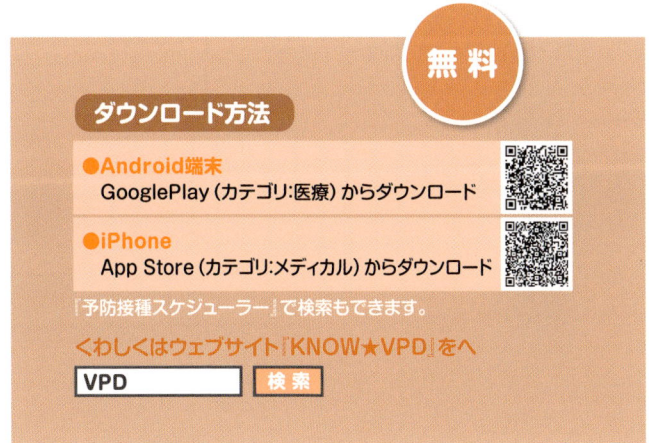

23

アプリ『予防接種スケジューラー』を使った接種率調査

　子どもの健康を守るための重要な取り組みの１つがワクチン接種率を上げていくことです。そのためには、まずは現状の接種状況を把握する必要がありますが、現状では十分なデータはありません。

　そこで、アプリ内にある接種済データを収集し、各種医療機関・学会・医療関連企業・自治体などに提供して有効活用していただくといった一連の取り組みを、NPO法人VPDを知って、子どもを守ろうの会とドコモ・ヘルスケアとの共同プロジェクトとして立ち上げ、ワクチン接種率の向上に寄与していきます。

　アプリをお使いの方の一人ひとりの接種データが、これから生まれる子どもたちの予防接種のために役立ちます。どうぞ、ご協力ください。

子どもの健康を守るおすすめアプリ『育ログWM』

　『予防接種スケジューラー』の姉妹アプリとしてドコモ・ヘルスケアが提供するおすすめアプリが、毎日の育児記録が楽しくなる『育ログ』。育児や成長の記録だけでなく、お子さんの具合が悪いときには体調記録として、医療機関の受診時に役立ちます。

　お子さんが生まれたら、『予防接種スケジューラー』とともに『育ログWM』のダウンロードをすると安心です。

↓育児＆受診サポートアプリ『育ログWM』

ふだんのつかいかた編

シールでらくらく育児記録

シールをドラッグ＆ドロップするだけで、赤ちゃんの毎日をカンタン記録。日記もつけられます。

たいおん　母乳　ミルク　うんち　おしっこ

シールは約30種類!!

成長＆体調グラフ

体温や授乳量は自動でグラフ化されます。もちろん、成長曲線機能も！

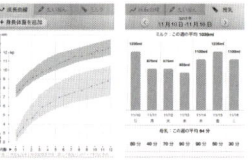

データのバックアップ

育児記録・成長記録はバックアップも可能。端末のアクシデントや機種変更にも対応

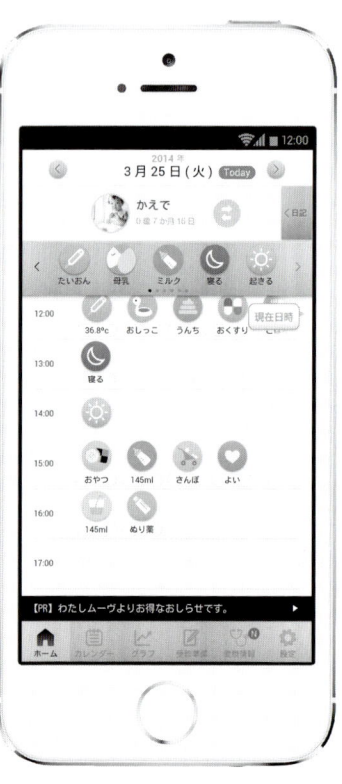

4章 ワクチンで防げる子どもの病気

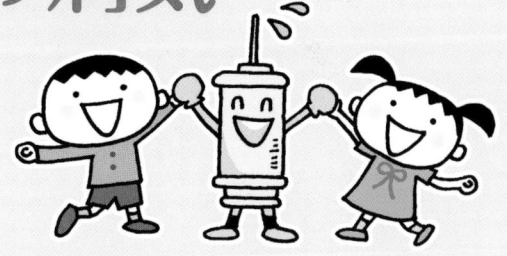

B型肝炎

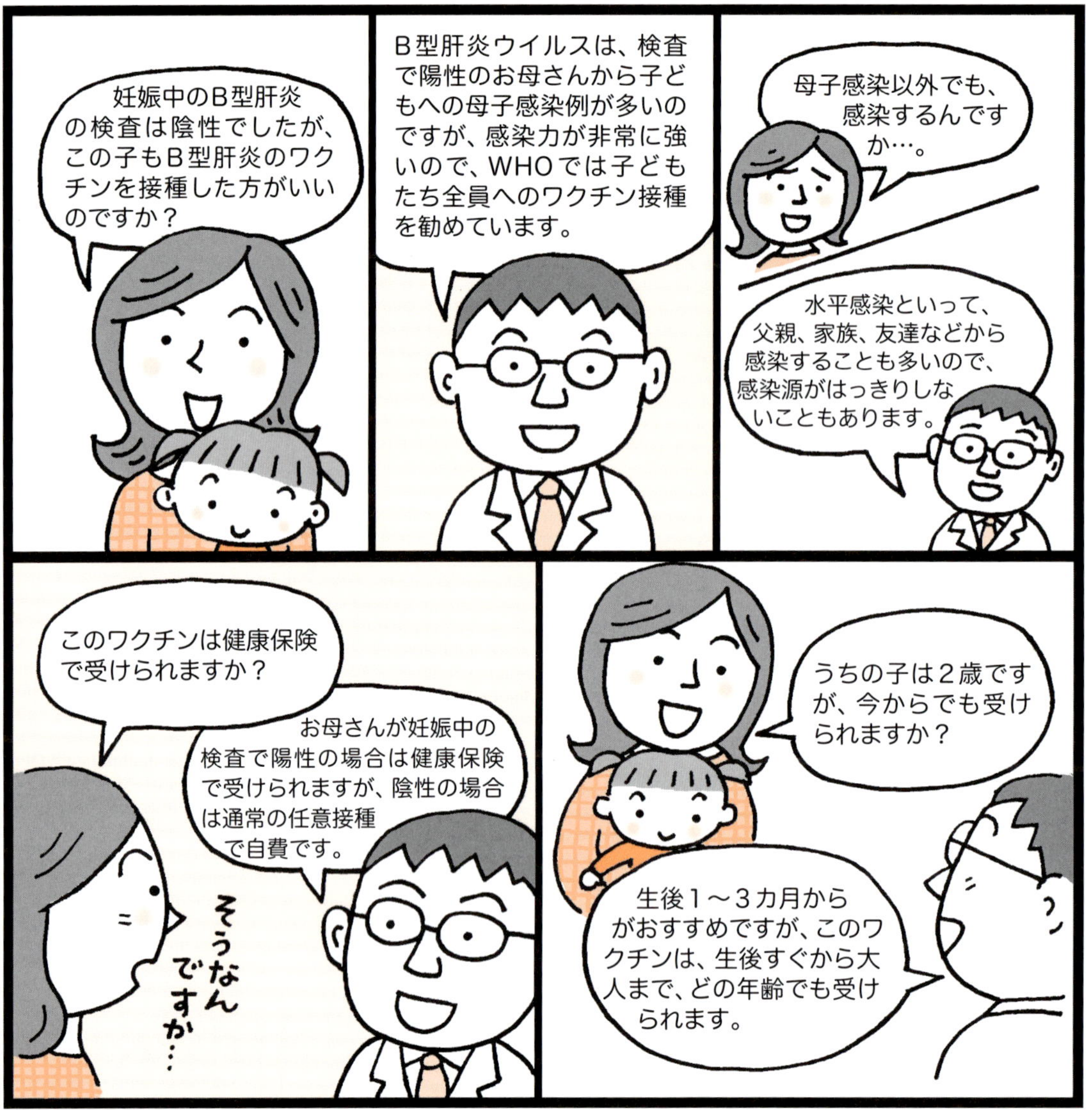

予防ワクチン　B型肝炎ワクチン

> 妊娠中のB型肝炎の検査は陰性でしたが、この子もB型肝炎のワクチンを接種した方がいいのですか？

> B型肝炎ウイルスは、検査で陽性のお母さんから子どもへの母子感染例が多いのですが、感染力が非常に強いので、WHOでは子どもたち全員へのワクチン接種を勧めています。

> 母子感染以外でも、感染するんですか…。

> 水平感染といって、父親、家族、友達などから感染することも多いので、感染源がはっきりしないこともあります。

> このワクチンは健康保険で受けられますか？

> お母さんが妊娠中の検査で陽性の場合は健康保険で受けられますが、陰性の場合は通常の任意接種で自費です。

> そうなんですか…

> うちの子は2歳ですが、今からでも受けられますか？

> 生後1〜3カ月からがおすすめですが、このワクチンは、生後すぐから大人まで、どの年齢でも受けられます。

● B型肝炎とは？

- B型肝炎ウイルスによる感染症です。このウイルスは、体に入ると肝炎を起こし、長く肝臓にすみついて（慢性化、キャリア化）、肝硬変や肝臓がんを起こします。
- 毎年、約1万人がかかっています。
- 非常に感染力が強いウイルスで、感染経路は、B型肝炎を持ったお母さんから分娩の時に子どもにうつったり（母子感染）、父親、家族や友人、ウイルスに汚染された血液の輸血や性行為などで感染（水平感染）したりすることが知られています。しかし原因不明のこともよくあり、特に子どもの場合は、原因不明のことも多いとされます。

● 症状・経過は？

4章　ワクチンで防げる子どもの病気
B型肝炎
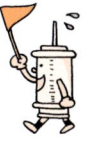

- 肝炎になると疲れやすくなって、黄疸が出ます。ただし症状はごく軽い場合もあります。
- 日本のB型肝炎ウイルスは、子どもの頃にかからない限り慢性化（持続感染、キャリア化）しにくいとされてきましたが、最近は欧米で流行しているウイルスが持ち込まれており、この場合は大人でも慢性化しやすいとされています。
- B型肝炎が慢性化すると、自覚症状がないままに肝臓の細胞が大幅に減って働きが悪くなったり（肝硬変）、長年のうちには肝臓がんが起こります。

重症になると？

- 急性に発病した肝炎が急激に非常に重い症状になることがあります。劇症肝炎と呼ばれ、生命が危険になります。
- 慢性化して適切な治療をしないと子どもでも肝硬変、肝臓がんへと進展します。

予防は？　どんなワクチン？

- B型肝炎ワクチン（不活化ワクチン）で予防します。[任意接種]
- B型肝炎を予防するということは、肝臓がんを予防することにもなります。B型肝炎ワクチンは、世界で初めてのがん予防ワクチンです。
- B型肝炎は母子感染や水平感染だけでなく、知らない間にかかることも多いので、WHO（世界保健機関）では、世界中の子どもたちに対して生まれたらすぐに国の定期接種として接種するように指示しています。
- 母子感染予防対策を進めてきた結果、現在の日本ではかかる確率は低くなっていますが、それでも水平感染はあるので、本来は全員接種が望まれます。

予防接種の受け方と時期は？

- B型肝炎ワクチンは任意接種ですが、B型肝炎キャリアの母親から生まれた乳児には母子感染予防として健康保険で接種できます。この場合のスケジュールは生後12時間以内に抗HB免疫グロブリンとB型肝炎ワクチン1回目、生後1カ月でワクチン2回目、生後6カ月でワクチン3回目となっています。
- 接種はどの年齢からも開始できますが、できれば生後1〜3カ月からがおすすめです。
- 4〜8週間隔で2回、その後約半年から1年経ってから1回の合計3回接種します。
- ワクチンの効果は10〜20年は確認されています。10〜20年ごとに追加接種した方がよいという考え方もあります。
- 今後は定期接種になる見込みですが、その時期は未定です。定期化を待って接種時期を遅らせないでください。

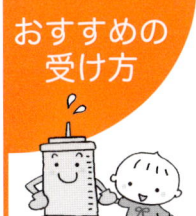

おすすめの受け方

同時接種：生後2カ月からヒブ、小児用肺炎球菌、ロタウイルスワクチンと同時接種で受けましょう。
1回目：生後すぐから受けられますが、他のワクチンとの同時接種を考えて生後2カ月からがおすすめです。
2〜3回目：十分な免疫（抗体）を獲得するには、2回目までででは不十分で、3回目の接種が大事です。適切な間隔で3回受けましょう。

27

ロタウイルス胃腸炎

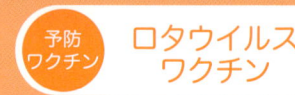

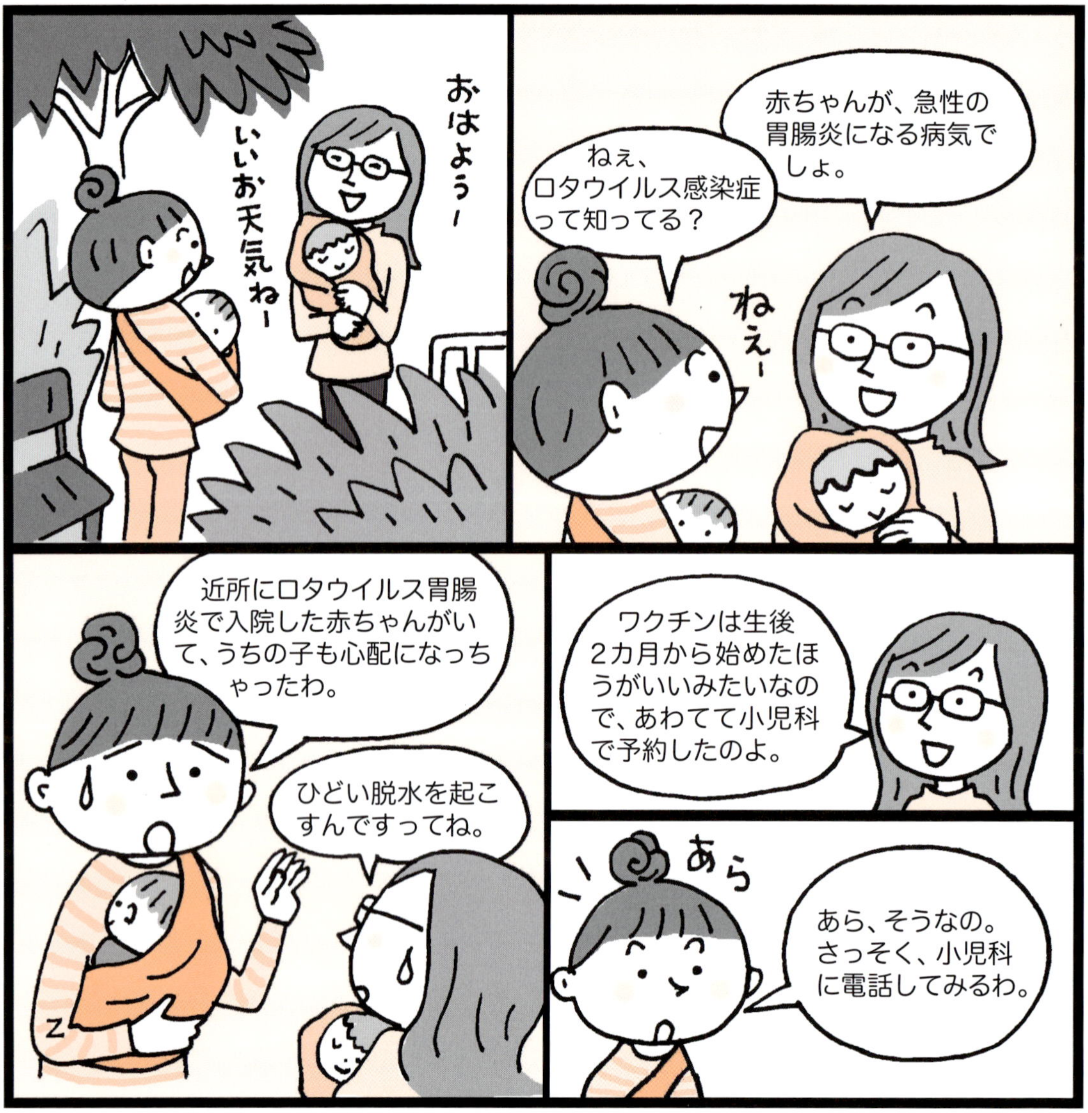

ロタウイルス胃腸炎（感染症）とは？

- ロタウイルスによって起こります。
- 子どもの下痢やそれに伴う嘔吐が起きる病気は、一般には「嘔吐下痢症」と呼ばれますが、正式には胃腸炎といいます。原因のほとんどがウイルスなので「ウイルス性胃腸炎」とも呼ばれます。
- ウイルス性胃腸炎ではノロウイルスが有名になりましたが、子どもではロタウイルス胃腸炎がもっとも重症になりやすく、脳炎などの重い全身の合併症も起こします。
- 生後5〜6カ月からかかりやすくなります。
- 感染力が強く、保育園や家庭内でもあっという間に流行します。
- ロタウイルスには多くの種類があり、ウイルスごとの抗原の違いやできた免疫が弱いために3〜5歳頃までに何回もかかることもあります。しかし、重症になるのは主に最初の1〜2回です。

4章 ワクチンで防げる子どもの病気
ロタウイルス胃腸炎
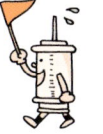

症状・経過は？

- 下痢や嘔吐が続くと、体から水分と塩分が失われていき、いわゆる脱水症を起こします。
- 脱水症がひどくなると、口からの水分・塩分の補給では間に合わず点滴が必要になります。点滴をしても、重症で死亡することもあります。
- 日本で、毎年80万人が外来を受診し、8万人が入院、約10人が死亡します。

合併症は？

- 脱水症だけなく、脳炎（毎年約40人）や重い腎障害などを起こすこともあります。

予防は？　どんなワクチン？

- ロタウイルスワクチン（生ワクチン・飲むタイプ）で予防します。［任意接種］
- 重症になるのを約90％防ぐことができます。ワクチン以外での根本的な治療法はありません。
- ロタウイルスワクチンについては世界中で多くの調査が行われており、安全性は非常に高いです。
- 以前使用されていたロタウイルスワクチンは、接種後に腸重積症（腸閉塞の一種で、不機嫌と血便がみられ、処置と入院が必要）が多く起きたため発売中止になりました。現在のワクチンの市販後調査ではわずかに腸重積症の増加がみられますが、ワクチンのメリットがはるかに大きいため接種は推奨されています。
- WHO（世界保健機関）は、ロタウイルスワクチンを子どもが接種する最重要ワクチンの1つに位置づけていますので、今後は定期接種になる可能性があります。

予防接種の受け方と時期は？

- 1価ワクチン（ロタリックス・2回接種）と、5価ワクチン（ロタテック・3回接種）があります。
- いずれも生後2カ月頃から受け始め、遅くとも生後5カ月半〜7カ月半までに接種を完了します。この時期を過ぎると接種できません。初回は生後14週6日（約3カ月半）までの接種が推奨されています。
- ロタウイルスワクチンは、生ワクチンのため接種後4週間（中27日）をあけなければ次のワクチンを接種できません。生後2カ月になったらできるだけ早くヒブ、小児用肺炎球菌ワクチンと同時接種で受けることをおすすめします。

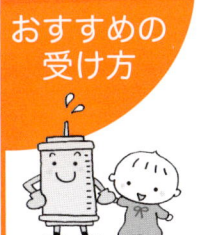

おすすめの受け方

同時接種：生後2カ月からヒブ、小児用肺炎球菌、B型肝炎ワクチンと同時接種で受けましょう。

1回目：生後6週から受けられますが、他のワクチンとの同時接種を考えて生後2カ月からがおすすめです。できるだけ14週6日（約3カ月半）までに1回目を接種しましょう。

2回目：4週間隔で2回目を接種します。ロタリックス（2回接種）は24週0日（約5カ月半）、ロタテック（3回接種の2回目）は28週0日（約6カ月半）を過ぎると接種できません。

3回目：ロタテックは32週0日（約7カ月半）を過ぎると接種できません。

29

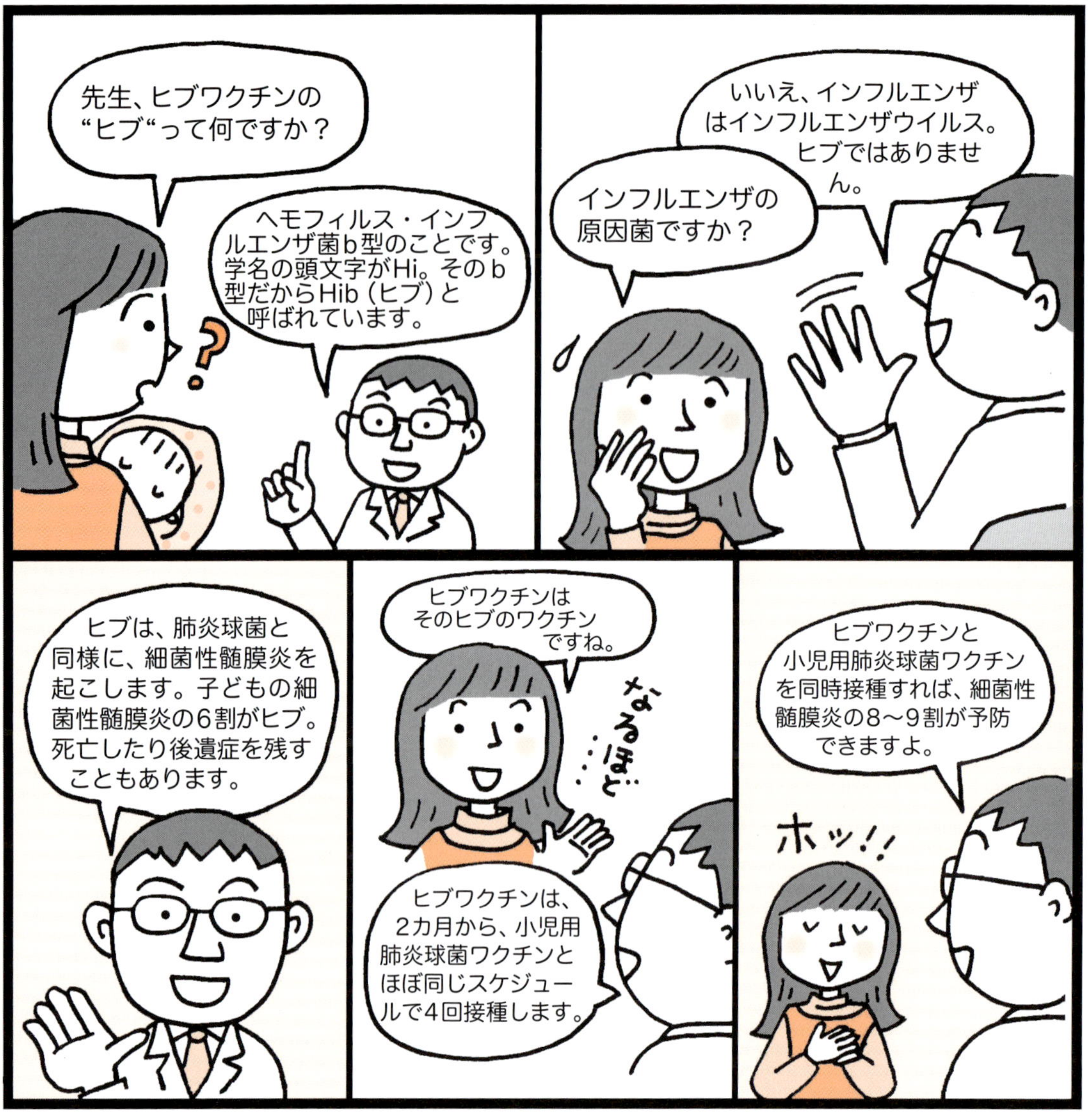

ヒブ感染症

予防ワクチン：ヒブワクチン

ヒブ感染症とは？

- インフルエンザ菌b型（ヒブ）という菌が鼻やのどから入って、起こる病気です。
- ヒブワクチン導入前の日本では、年間約600人が重いヒブ感染症である細菌性髄膜炎になっていました。細菌性髄膜炎は毎年約1000人がかかっていましたが、60％がヒブによるものでした。
- 細菌性髄膜炎にかかった子どもの約66％は0〜1歳児で、約34％は2〜4歳児です。生後5カ月頃から急に増えます。
- 集団保育の子どもは2〜3倍かかりやすいです。

症状・経過は？

- 脳を包む髄膜、のどの奥の喉頭蓋、肺などに炎症を起こします。

4章　ワクチンで防げる子どもの病気
ヒブ感染症

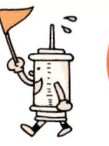

- 細菌性髄膜炎になっても早期の症状は熱と不機嫌くらいで、血液検査をしても多くはかぜと区別できません。
- その後ぐったりする、けいれん、意識がないなどが出てきます。
- 抗菌薬（抗生物質）が効かない耐性菌も多く、治療がたいへんで予防が一番です。
- 喉頭蓋炎になるとたいへん重症になり、息ができなくなって死亡することも少なくありません。

合併症は？

- 髄膜炎にともなう合併症は多くあり、死亡や発達・知能・運動障害などの他、難聴（聴力障害）などが起こることがあります。
- 死亡する率が3〜7％、脳の後遺症の発生率が15〜20％とたいへん重大な病気です。

予防は？　どんなワクチン？

- ヒブワクチン（不活化ワクチン）で予防します。［2013年度より定期接種］
- WHO（世界保健機関）は、ヒブワクチンを最重要ワクチンの1つに位置づけています。
- 接種したところが赤く腫れたり、しこりになったりする場合があります。ほとんどの場合、腫れがそれほどひどくなることはありません。

予防接種の受け方と時期は？

- 病気が重いだけでなく早期診断が難しいので、生後2カ月になったらできるだけ早く接種しましょう。
- 6カ月までに初回免疫の3回の接種を終えるようにしましょう。
- 3〜8週間隔で3回、1歳過ぎに（3回目から7カ月以上あけて）4回目を受けます。
- 小児用肺炎球菌ワクチンとの同時接種がおすすめです。ロタウイルス、B型肝炎ワクチンとの同時接種も可能です。生後3カ月からは四種混合や三種混合ワクチンとの同時接種もできます。
- 6カ月までに標準スケジュールで始められない場合は、小児科医と相談して回数、間隔を調整します。

おすすめの受け方

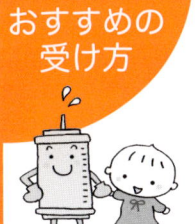

同時接種：早く免疫（抗体）をつくるために、生後2カ月から小児用肺炎球菌、ロタウイルス、B型肝炎ワクチンなどと同時接種をし、3カ月からは、四種混合や三種混合ワクチンとも同時接種をして、6カ月までに最初の3回の接種を終わらせましょう。

初回免疫3回：生後2カ月になったらすぐ接種を受け、4週（中27日）間隔で3回受けます。

追加免疫1回：1歳過ぎ（3回目から7カ月以上あけて）に追加接種を1回受けます。忘れずに必ず受けましょう。

肺炎球菌感染症

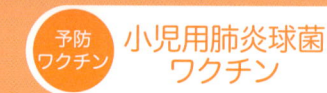 予防ワクチン 小児用肺炎球菌ワクチン

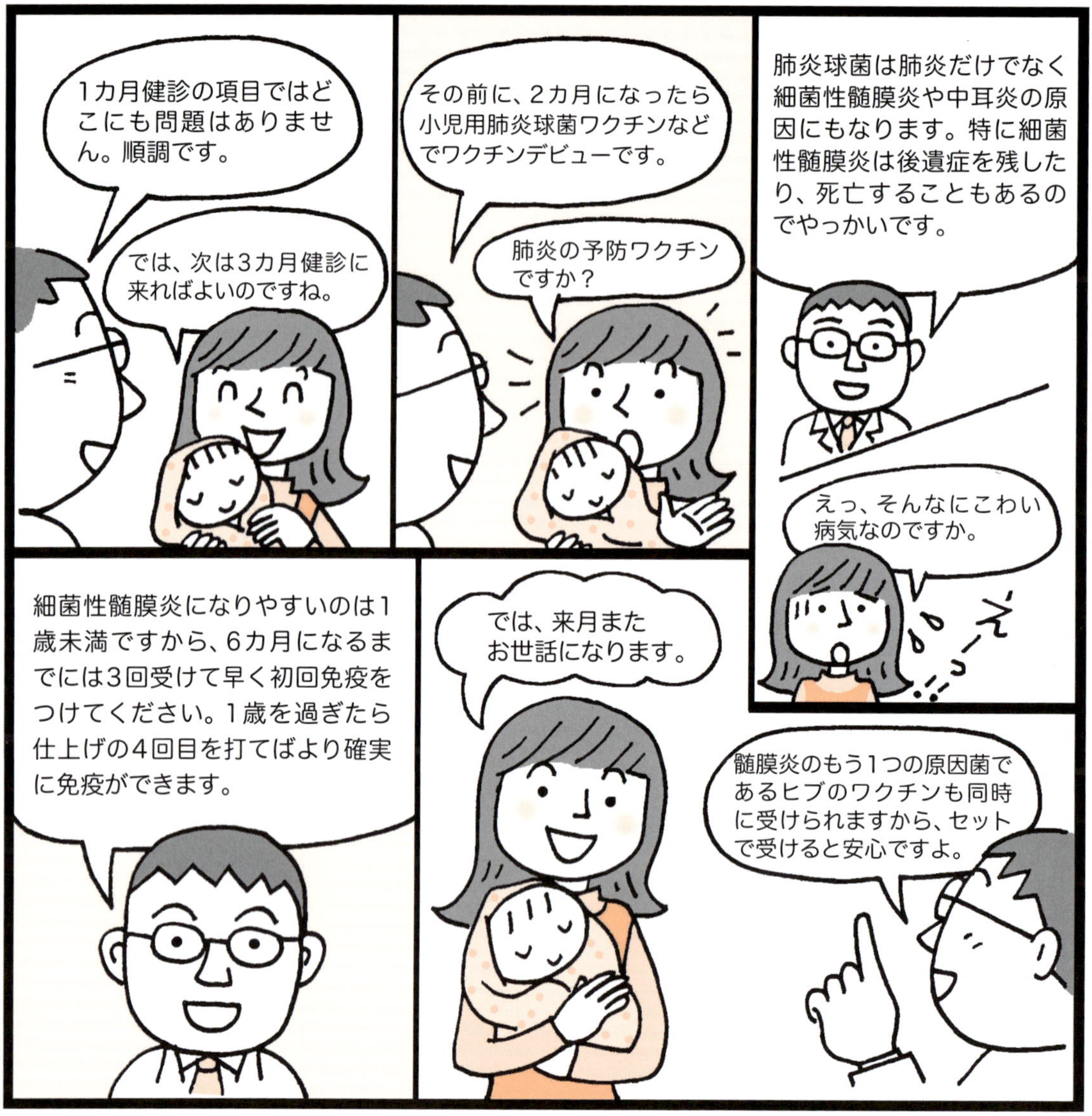

肺炎球菌感染症とは？

- 肺炎球菌が鼻やのどなどから体に入って発症します。
- 子どもでは細菌性髄膜炎や、重い肺炎、細菌性中耳炎などの病気を起こします。
- 子どもやとりわけ赤ちゃんは肺炎球菌に対する免疫（抗体）がほとんどなく、肺炎球菌感染症にかかると重症化することが多くあります。また高齢者もかかりやすい病気です。
- 細菌性髄膜炎にかかった人の約半数は0歳児、約8割は2歳前の子どもです。
- 集団保育の子どもは2〜3倍かかりやすいです。

症状・経過は？

- 細菌性髄膜炎になっても早期の症状は熱と不機嫌くらいで、血液検査をしても多くはかぜと区別できま

4章　ワクチンで防げる子どもの病気
肺炎球菌感染症

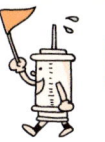

せん。その後ぐったりする、けいれん、意識がないなどの症状が出てきます。
- 抗菌薬（抗生物質）が効かない耐性菌も多く、治療がたいへんで予防が一番です。
- 肺炎を起こした場合は、ウイルス性肺炎と異なってたいへん重症になります。
- 中耳炎の場合は、耐性菌が多いので重症で治りにくくなります。

合併症は？

- 髄膜炎にともなう合併症は多く、死亡や発達・知能・運動障害などの他、難聴（聴力障害）などが起こることがあります。
- 肺炎球菌による細菌性髄膜炎にかかる子どもは、ヒブによる髄膜炎より数は少ないですが、死亡する率が7～10%、後遺症の発生率が30～40%と、ヒブより倍くらい多いのです。

予防は？　どんなワクチン？

- 小児用肺炎球菌ワクチン（不活化ワクチン）で予防します。[2013年度より定期接種]
- 約90種類ある肺炎球菌のうちで、重症になりやすい13種類を選んでつくられたワクチンです。世界中で効果と安全性が確かめられています。安心して接種してください。
- WHO（世界保健機関）は、小児用肺炎球菌ワクチンを最重要ワクチンの1つに位置づけています。
- 接種したところが赤くなったり、接種した日の夜に熱がでることもあります。

予防接種の受け方と時期は？

- 生後2カ月になったらできるだけ早く接種しましょう。
- 6カ月までに初回免疫の3回の接種を終えるようにしましょう。
- 4週間間隔で3回、12カ月～15カ月（3回目から60日以上あけて）に4回目を受けます。
- ヒブワクチンとの同時接種がおすすめです。ロタウイルス、B型肝炎ワクチンとの同時接種も可能です。生後3カ月からは四種混合や三種混合ワクチンとの同時接種もできます。
- 6カ月までに標準スケジュールで始められない場合は、小児科医と相談して回数、間隔を調整します。

おすすめの受け方

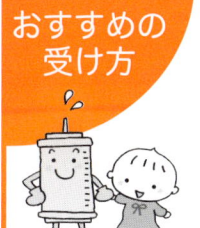

同時接種：早く免疫（抗体）をつくるために、生後2カ月からヒブ、ロタウイルス、B型肝炎ワクチンなどと同時接種をし、3カ月からは、四種混合や三種混合ワクチンとも同時接種をして、6カ月までに最初の3回の接種を終わらせましょう。

初回免疫3回：生後2カ月になったらすぐ接種を受け、4週（中27日）間隔で3回受けます。

追加免疫1回：1歳過ぎ（3回目から60日以上あけて）に追加接種を1回受けます。

○ 補助的追加接種：2013年11月からワクチンが7価ワクチンから13価ワクチンに変更されました。すでに7価ワクチンで接種を完了しているお子さんも、6歳未満なら13価ワクチンを1回追加接種することで、13種類の肺炎球菌に有効な免疫が得られます。

ジフテリア・破傷風・百日せき・ポリオ 予防ワクチン 四種混合ワクチン

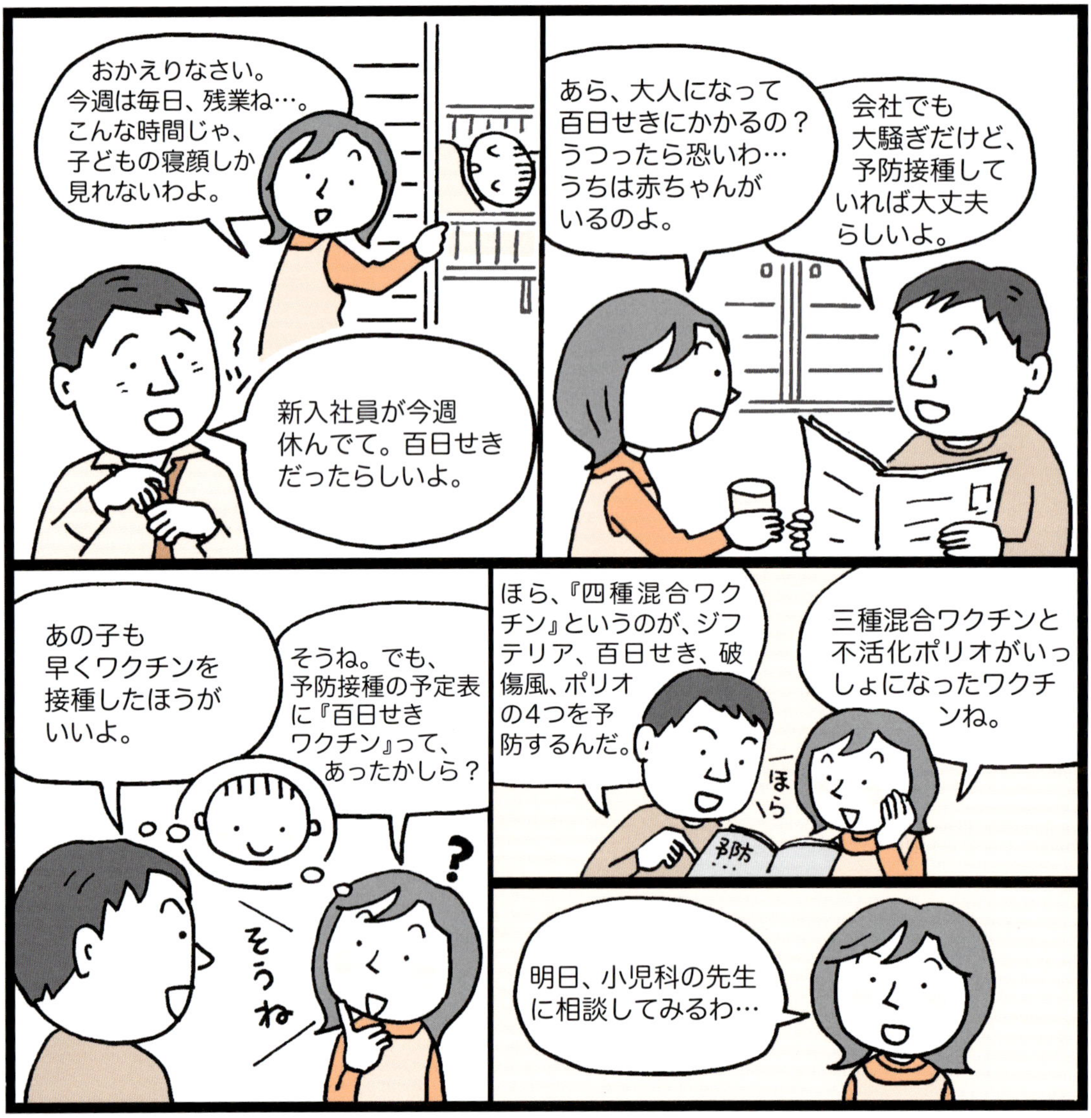

ジフテリアとは？

- ジフテリア菌がのどなどについて起こる、重い病気です。
- ジフテリア菌は、ジフテリア毒素を大量に出して神経や心臓の筋肉を侵します。
- 現在は、三種混合ワクチンを受ける子どもが多いことと、抗菌薬が有効で耐性菌が少ないため、ほとんど患者が出ていません。しかし、ワクチン接種が必要です。

ジフテリアの症状・経過は？

- のどについたジフテリア菌が増えて、炎症が起こります。
- 熱が出ますが、微熱のケースも少なくありません。
- のどの奥が白く見えることがあります。

4章　ワクチンで防げる子どもの病気
ジフテリア・破傷風・百日せき・ポリオ

- のどの炎症が強まって空気の通り道が完全にふさがり、死亡することがあります。
- また心臓の筋肉が侵されるので、そうなると絶対安静が必要ですが、安静にしていても心臓が急に止まって死亡することもあります。

ジフテリアの合併症は？

- 神経の麻痺や心臓の筋肉に炎症が起こって死亡するケースが、現代の欧米でも見られます。

破傷風とは？

- 破傷風菌が傷口から入って体の中で増えて、筋肉をけいれんさせる破傷風菌毒素を大量に出すことによって起こる重い病気です。
- 土の中には必ず破傷風菌がいます。深い傷だけでなく、小さな傷からでも起こります。
- 人から人へと直接感染することはありません。
- 現在、40歳以下で破傷風になる人が少ないのは、40歳以下の人は子どもの頃に三種混合ワクチンを受けているので免疫（抗体）が少し残っているためです。40歳以上では、年間100人ほどがかかっていて、そのうち約10人が死亡しています。
- 破傷風にかかっても免疫はできないので、何度もかかることがあります。

破傷風の症状・経過は？

- けがの後しばらくして、顔の筋肉を動かしにくい、笑ったように引きつった顔になる、などの症状が出ます。
- 口がだんだんと開けにくくなり、その後、全身の筋肉がいっせいに縮んで、けいれんが起こります。
- おなかや背中の筋肉も同時にけいれんするので、最終的には、うしろに大きく弓なりになるような姿勢になります（後弓反張）。症状がひどい場合には背骨などが折れることもあります。
- 意識の混濁が起きないために、痛く苦しい自覚症状を伴います。
- 呼吸ができなくなるなどの症状で、最新の治療でも毎年約10人が死亡しています。

百日せきとは？

- 百日せき菌と呼ばれる細菌がのどなどについて起こります。
- 百日せき菌の伝染力は強く、多くの場合、家族や周囲の人から感染します。以前と違って成人の百日せきも多く学校や職場で集団発生することもあります。
- 昔に比べれば日本での患者数は減りましたが、年間数万人くらいかかっていると推定されています。
- 全治まで2～3カ月かかることから、百日せきといわれています。
- 百日せきは母親からもらう免疫は弱いので新生児でもかかることがあります。
- 生後6カ月以下（特に3カ月以下）に感染すると重症化します。

百日せきの症状・経過は？

・最初は鼻水と軽いせきが出て、かぜのような症状を示します。
・スタッカートのような、コンコンコンコンという短いせきが長く続いて出てくるようになると、有効な抗菌薬でも病状を止めることはできません。
・せきの続く時間がだんだんと長くなり、目が血走ったり舌の筋が切れたりすることがあります。
・乳児の場合、特に生後3カ月以下では息が止まって死亡することもあります。大人の場合は、苦しいですが死亡することはありません。

百日せきの合併症は？

・もっとも深刻な合併症は息ができなくなる無呼吸で、死亡することもありますので、呼吸が止まるくらいの時は人工呼吸が必要です。
・血液の中の酸素が減ると脳症（低酸素性脳障害）が起こり、脳の後遺症が残ることがあります。
・けいれんや肺炎が起こることがあります。

ポリオ（急性灰白髄炎）とは？

・ポリオウイルスによって起こります。この感染症にかかると神経が侵されて、筋肉が麻痺します。
・世界では、ポリオウイルスは激減しています。しかし南アジアやアフリカなどの一部の地域では、現在でもポリオが流行しています。
・かつては日本でも大流行した病気ですが、撲滅運動を経てここ30年間発症者が出ていません。しかしワクチンの接種を中止すれば必ず流行が起こるとされているので、注意が必要です。

ポリオの症状・経過は？

・ポリオウイルスに感染しても、ほとんどの場合は発病しないか目立った症状は出ず、出ても多くはかぜのような症状です。かかった時は、約200～1000人に1人程度に手足に麻痺が出るといわれています。

ポリオの合併症は？

・重症化すると手足の麻痺が起こり、運動障害が後遺症として残ることがあります。
・呼吸をするための筋肉である横隔膜などに麻痺が起こると呼吸ができなくなります。そうなると人工呼吸器を使わなければならなくなります。

4章　ワクチンで防げる子どもの病気
ジフテリア・破傷風・百日せき

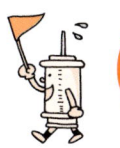

予防は？　どんなワクチン？

- 四種混合（DPT-IPV）ワクチン（不活化ワクチン）で予防します。[定期接種]
- ワクチンの効果で、日本ではジフテリア患者がほとんど出なくなりました。破傷風もワクチンを受けている40歳以下で発病する人は少数です。ポリオは30年前から野生株による患者は出ていません。しかし百日せきは非常に感染力が強いので、現在のこのワクチンで撲滅まですることはできず、各地で流行を引き起こしています。
- 副反応としては、接種したところが赤く腫れたり、しこりになったりする場合があります。回数を重ねるごとに腫れることが少し多くなりますが、ほとんどの場合は問題になるほどひどくはなりません。
- まれに腕全体が腫れます。その場合は受診してください。
- 日本で2012年まで使われていた飲むタイプのポリオワクチン（生ワクチン）では、ポリオを予防する効果は強いのですが、まれに（70万人に1人くらい）ワクチンウイルスによる麻痺が起こりました。そのため、2012年からは不活化ポリオワクチンに切り替わりました。
- 四種混合ワクチンは2012年11月に導入され、三種混合ワクチンに不活化ポリオワクチンを混合したワクチンです。
- 三種混合ワクチンや不活化ポリオ（単独）ワクチンを接種していて、接種が完了していない場合は、かかりつけ医に相談しましょう。

予防接種の受け方と時期は？

- 生後3カ月になったら1回受け、4週間隔で計3回続けて受けてください（1期）。
- 3回目を受けた6カ月〜1年半後に追加の接種を1回受けましょう。ヒブや小児用肺炎球菌ワクチンの追加接種と同時に受けることができます。
- 2期（11〜12歳）には、ジフテリアと破傷風の二種混合（DT）ワクチンを受けます。この2期に受ける二種混合ワクチンには百日せきワクチンが含まれていないため、成人の百日せきの流行を招いていることが問題になっています。

おすすめの受け方

同時接種：早く免疫（抗体）をつけるために、生後3カ月からヒブ、小児用肺炎球菌、ロタウイルス、B型肝炎ワクチンなどと同時接種で受けましょう。

1期：百日せきが流行していますので、生後3カ月になったらすぐに1回受け、その後4週（中27日）間隔で2回続けて受けることをおすすめします。3回目を受けた6カ月〜1年半後に追加の接種を1回受けましょう。

2期：ジフテリアと破傷風の二種混合（DT）ワクチンを、11〜12歳で受けましょう。

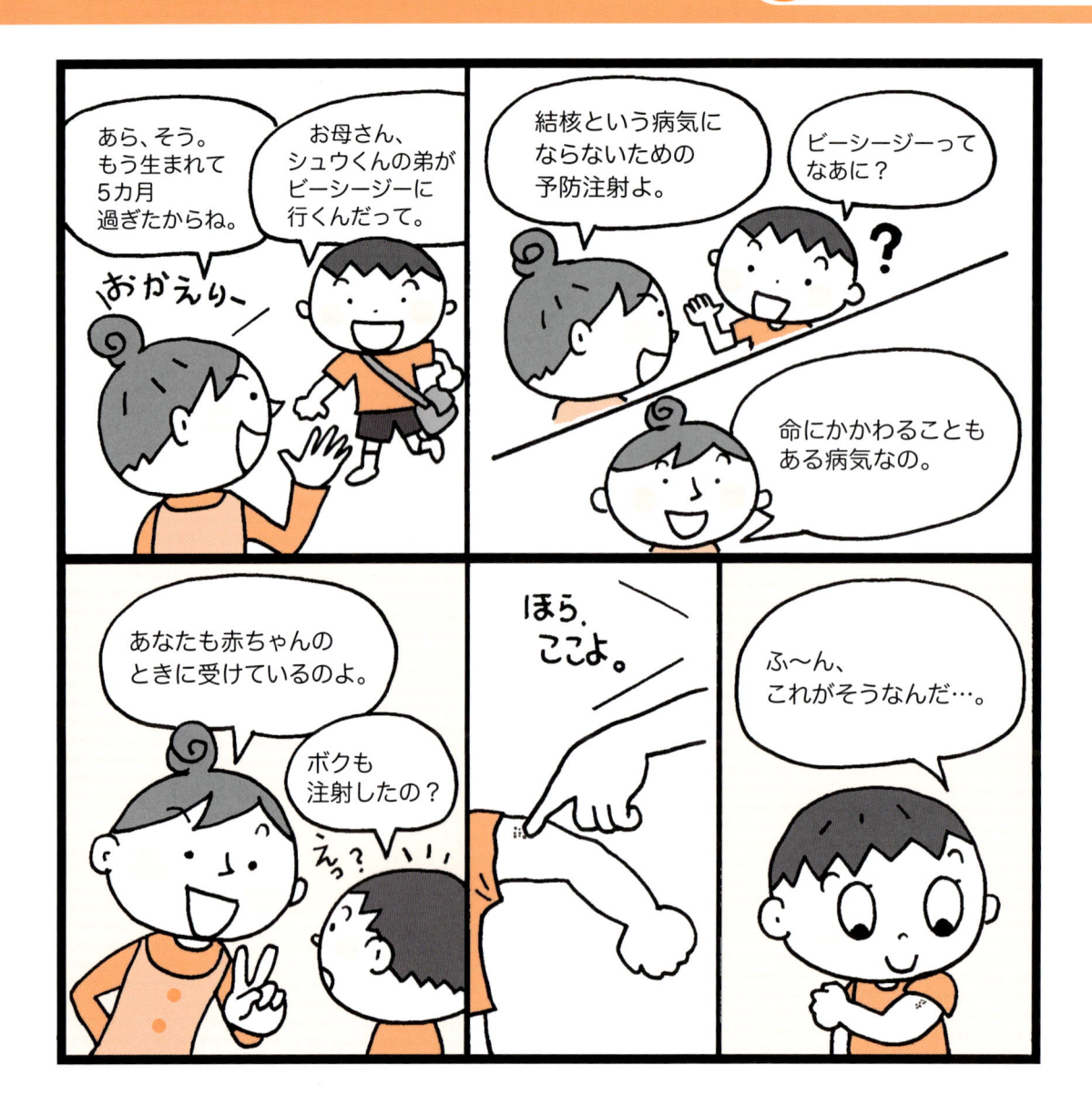

結核

予防ワクチン：BCG ワクチン

> お母さん、シュウくんの弟がビーシージーに行くんだって。

> あら、そう。もう生まれて5カ月過ぎたからね。

> 結核という病気にならないための予防注射よ。

> ビーシージーってなあに？

> 命にかかわることもある病気なの。

> あなたも赤ちゃんのときに受けているのよ。

> ボクも注射したの？

> ほら、ここよ。

> ふ〜ん、これがそうなんだ…。

結核とは？

・結核菌が肺や脳を包む髄膜などについて、炎症を起こします。
・患者がせきやくしゃみをしたときに飛沫（しぶき）と共に飛び散った結核菌を吸い込むと感染します。
・日本では年間約2万1000人以上がこの病気を発病しています。
・14歳以下の子どもの患者は年間約60人くらいです。たいていは結核に感染している家族や周囲の人からうつりますが、時には感染経路がわからないこともあります。
・昔は日本人の死因の第1位でしたが、現在は多くの成人は適切に治療薬を飲めば治ります。
・患者のほとんどは若いときについた肺の結核菌により免疫（抗体）が弱まって発病した高齢者ですが、若い人でも学校や職場で集団感染することがあります。

4章　ワクチンで防げる子どもの病気

結核

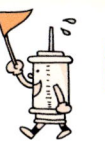

症状・経過は？

- 初期症状はかぜと似ています。大人の場合はせきや痰が出ますが、小さな子どもでは、微熱だけが続いたり、熱が出ずに急に手足が麻痺したり、何となく元気がなくなったり、笑わなくなったりなどの症状が見られることもあります。
- 肺結核になることもありますが、肺には変化がないまま髄膜炎などの変化が起こることがあります。
- 3～4歳以下、特に1歳未満は、重症化しやすい病気です。

合併症は？

- 3～4歳以下の場合は、粟粒結核という重症の肺結核になったり、脳を包む髄膜に炎症が広がる結核性髄膜炎になると死亡したり、重い脳障害を起こしたりする危険性が高くなります。

予防は？　どんなワクチン？

- BCGワクチン（生ワクチン・スタンプ方式）で予防します。[定期接種]
- 通常、接種した部分は7～10日後に赤くなってきます。しかし、接種後2～3日してはっきりと赤くなることがあります（コッホ現象）。副作用ではありませんが、結核にかかっていることも考えられますので、1～3日中に受診してください。
- 1％以下のまれなケースですが、接種して1～2カ月後に脇の下のリンパ節が腫れることがあります。
- 生まれつきの免疫がとても弱い病気（先天性重症免疫不全）の子どもの場合には、BCGワクチンの接種を受けたのちに、まれに全身にBCG菌が広がることがあります。

予防接種の受け方と時期は？

- 接種時期は生後5カ月から7カ月での接種がおすすめです。
- BCGは生ワクチンですので、先天性免疫不全症の赤ちゃんは接種できません。免疫の病気の診断がつきにくい生後3カ月未満での接種はおすすめできません。
- 個別接種なら他のワクチンとの同時接種ができますが、集団接種の場合はスケジュールを調整しなければなりません。集団接種の場合はヒブ、小児用肺炎球菌、四種混合（DPT-IPV）を3回受けてからの接種がおすすめです。

おすすめの受け方

接種は四種混合ワクチンのあとに：
ヒブ、小児用肺炎球菌、四種混合ワクチンなどを3回受けてからの接種がおすすめです。
実施日が指定されている場合がありますので、早めにヒブ、小児用肺炎球菌、四種混合を3回受けておくようにしましょう。

麻しん（はしか）

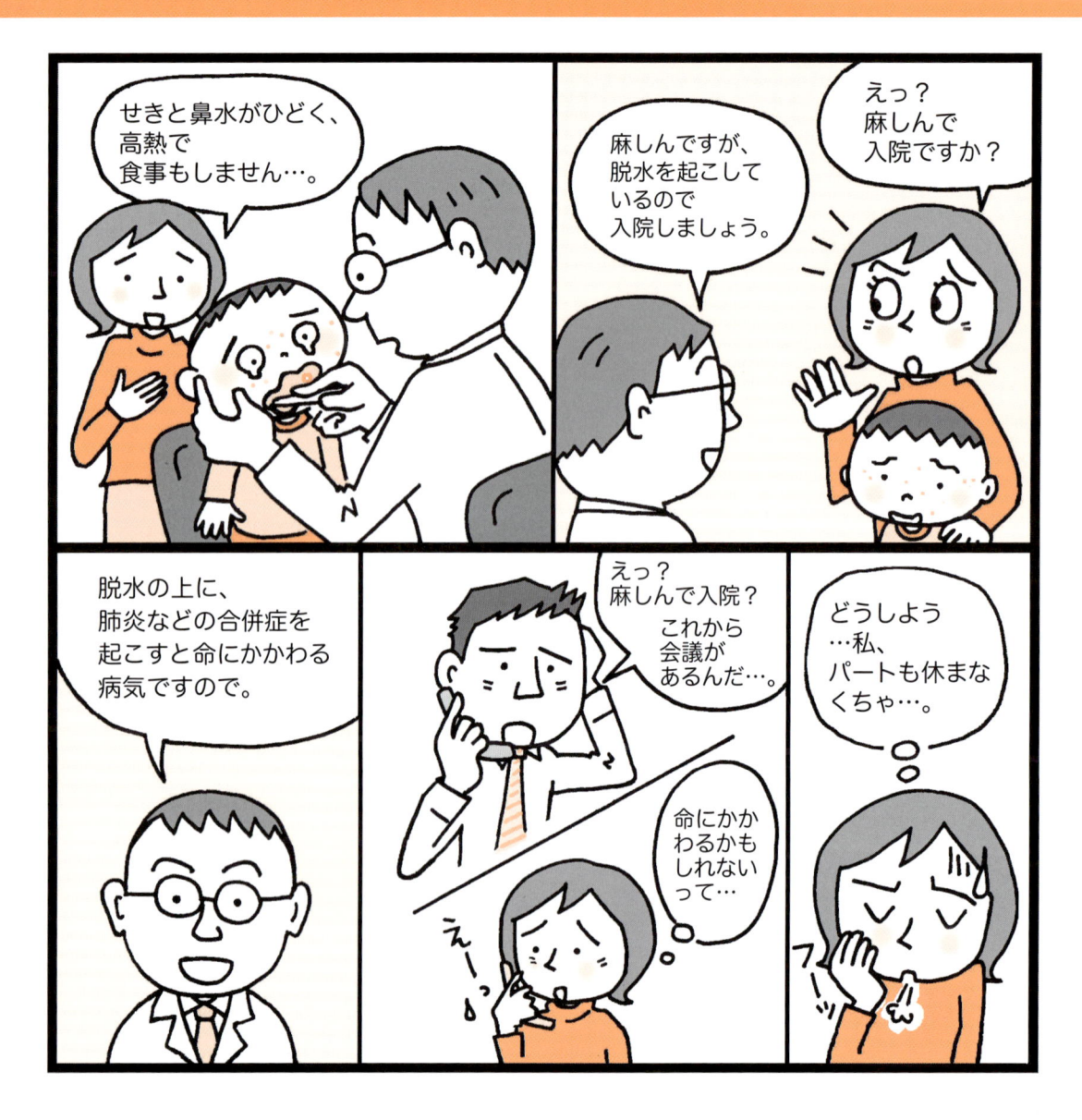

予防ワクチン：MR ワクチン（麻しん・風しん）

麻しん（はしか）とは？

・麻しんウイルスが原因で起こります。麻しんウイルスは感染力がたいへん強く、命にかかわる重症の合併症を引き起こすことも多く、たいへん危険なウイルスです。
・麻しんは生後6カ月ぐらいからかかります。
・欧米や南米の多くの国々では、徹底して予防接種を進めた結果、麻しんの患者数は激減しています。
・現在は、日本でも予防接種の普及で大幅に減りました。しかし、ワクチンを受ける人が減れば必ず再流行します。
・2007年ごろ高校生や大学生に麻しんが大流行し、その年代への定期接種が実施されるなどの対策がされました。2014年から発症者が増えており、流行の兆しがあります。

4章　ワクチンで防げる子どもの病気
麻しん（はしか）

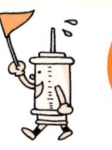

症状・経過は？

- 感染して約10日間の潜伏期後に、熱、鼻水、せき、目やになど、かぜと似た症状がでます。
- 発熱3～4日目から、体に赤い発疹が出て、口の中に「コプリック斑」と呼ばれる麻疹特有の白いブツブツがみられます。
- 高熱は7～10日間くらい続きます。熱が下がっても、3日経つまでは登園、登校ができません。
- 麻しんは、年齢にかかわらず重症になることがあります。特に妊娠中は大きな問題になります。

合併症は？

- 麻しんは合併症を引き起こしやすく、気管支炎、肺炎、脳炎などの合併症が約30％の人に起こります。肺炎や脳炎で亡くなる人もいます。
- 亜急性硬化性全脳炎（SSPE）と呼ばれる難病になることもあります。これは麻しんにかかって数年してから、知能障害とけいれんが起こり、発病がわかります。残念ながら根本的な治療法はありません。

予防は？　どんなワクチン？

- MR（麻しん風しん混合）ワクチン（生ワクチン）で予防します。[定期接種]
- ワクチンを受けると、たとえかかったとしても軽くてすみます。
- 麻しんワクチンには、麻しんワクチン（単独）とMR（麻しん風しん混合）ワクチンがありますが、通常はMRワクチンを接種します。麻しんか風しんのどちらかにかかったことがあっても問題はないので、MRワクチンを受けましょう。
- 副反応としては、接種後9日目くらいで熱が出ることもありますが、通常は1～2日でおさまります。
- 卵アレルギーがたいへん強い場合は、かかりつけ医と相談してください。
- 2種類のワクチンを混合していますが、単独のワクチンに比べて副反応が強いという心配はありません。

予防接種の受け方と時期は？

- 通常は、MRワクチンを1歳と小学校入学の前年（幼稚園・保育園の年長）の2回接種します。
- 1回目は、おたふくかぜ、水痘（みずぼうそう）ワクチンなどと同時接種で受けることがおすすめです。
- 大人でも麻しんにかかることがありますから、1回しか予防接種をしていなかったり、免疫（抗体）がなくなっている場合は、保護者も接種します。

おすすめの受け方

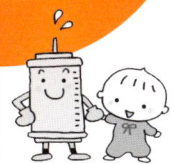

1回目：1歳になったら、すぐに受けましょう。地域で流行している時は、自費で、生後6カ月からでも受けられます。0歳で接種した場合は1歳6カ月頃に定期接種として1回目を受けましょう。

2回目：小学校入学の前年（幼稚園・保育園の年長）の4月から6月に受けましょう。もし、この1年間に受けられなかった場合は、自費になりますが、できるだけ早く2回目を受けることが大切です。

風しん

予防ワクチン：MRワクチン（麻しん・風しん）

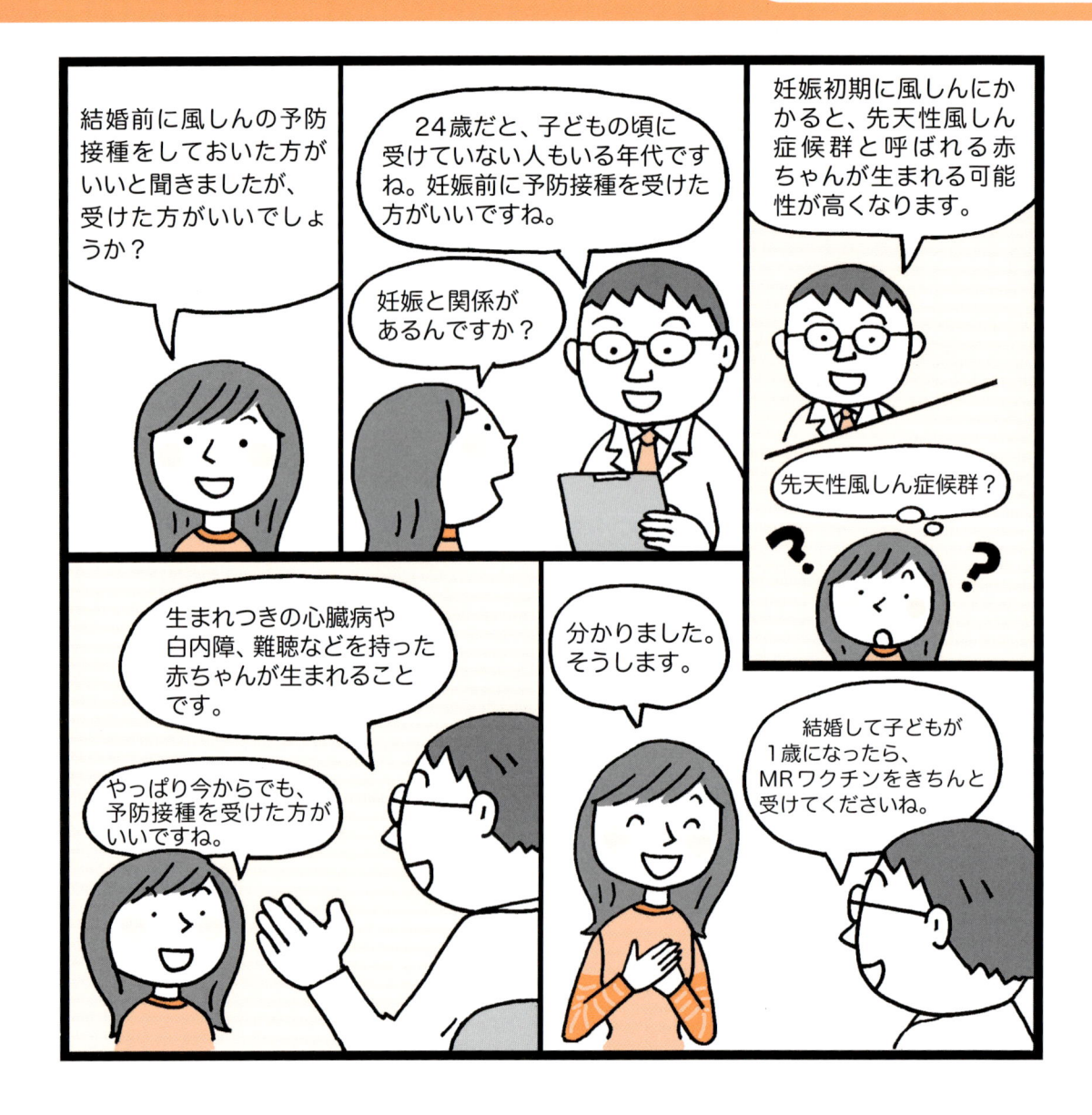

風しんとは？

- 風しんウイルスによって急性の発熱と発疹を起こす病気です。以前からワクチンを男女ともに2回接種してきた欧米とは大きく異なり、日本ではいまだに風しんが流行します。
- かかる年齢は生後12カ月くらいからです。
- 多くの場合はそれほど重症化しませんが、無視できない数の人が、毎年重症になっています。
- 麻しん（はしか）ほどではありませんが、伝染力が強く、症状の出ない人でも他の人にうつす可能性があります。

症状・経過は？

- 約2～3週間の潜伏期のあとに熱が出て、首のリンパ節が腫れ、体に赤い発しんが出てきます。発熱は、

4章　ワクチンで防げる子どもの病気
風しん

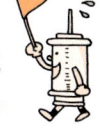

ふつうは3～4日間ですが、なかには熱などの症状の出ない人も約20％います。

合併症は？

・風しん脳炎が6000人に1人起こります。
・風しんが治って数週間後に、血が止まらなくなる血小板減少性紫斑病が起こることも3000人に1人みられます。
・妊娠初期の女性がかかると難聴、白内障（目のレンズ部分が白くにごって見えなくなる病気）、心臓病、精神運動発達遅滞などを持った先天性風しん症候群（CRS）の子どもが生まれることがあります。

予防は？　どんなワクチン？

・MR（麻しん風しん混合）ワクチン（生ワクチン）で予防します。[定期接種]
・副反応としては、接種後9日目くらいで熱が出ることもありますが、通常は1～2日でおさまります。
・特に成人ではまれに軽い関節痛が出ることがあるとされています。

予防接種の受け方と時期は？

・定期接種は生後12カ月からで、1歳代と小学校入学の前年に、MRワクチンを接種します。
・その地域や学校で流行しているときは、1歳になったらすぐに受けましょう。
・大人もワクチンを受けていなかったり、免疫（抗体）がなくなっていれば接種してください。
・流行しているときは任意接種でワクチンを受けられます。この場合は風しん単独ワクチンでかまいません。
・麻しんワクチンの2回目の接種をしていない人はMRワクチンがおすすめです。
・風しんにかかったことがある人も、MRワクチンを受けることができます。
・1989年まで日本では男子には風しんの予防接種が行われていませんでした。東南アジアで感染して発病する男性が増えています。同僚や妻子にうつすこともあります。ワクチンを受けていない人、特に女性は必ずワクチンを受けてください。風しんワクチンは本来2回接種です。
・女性がMRワクチンなど生ワクチンを接種した場合は、接種後2カ月間は避妊してください。

おすすめの受け方

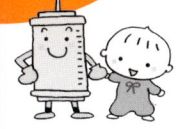

定期接種で2回：1歳代と小学校入学の前年の2回、その年齢になったらすぐに定期接種でMRワクチンを受けましょう。
同時接種：おたふくかぜ、水痘（みずぼうそう）ワクチンなどと同時接種で受けることがおすすめです。

おたふくかぜ（流行性耳下腺炎） 予防ワクチン：おたふくかぜワクチン

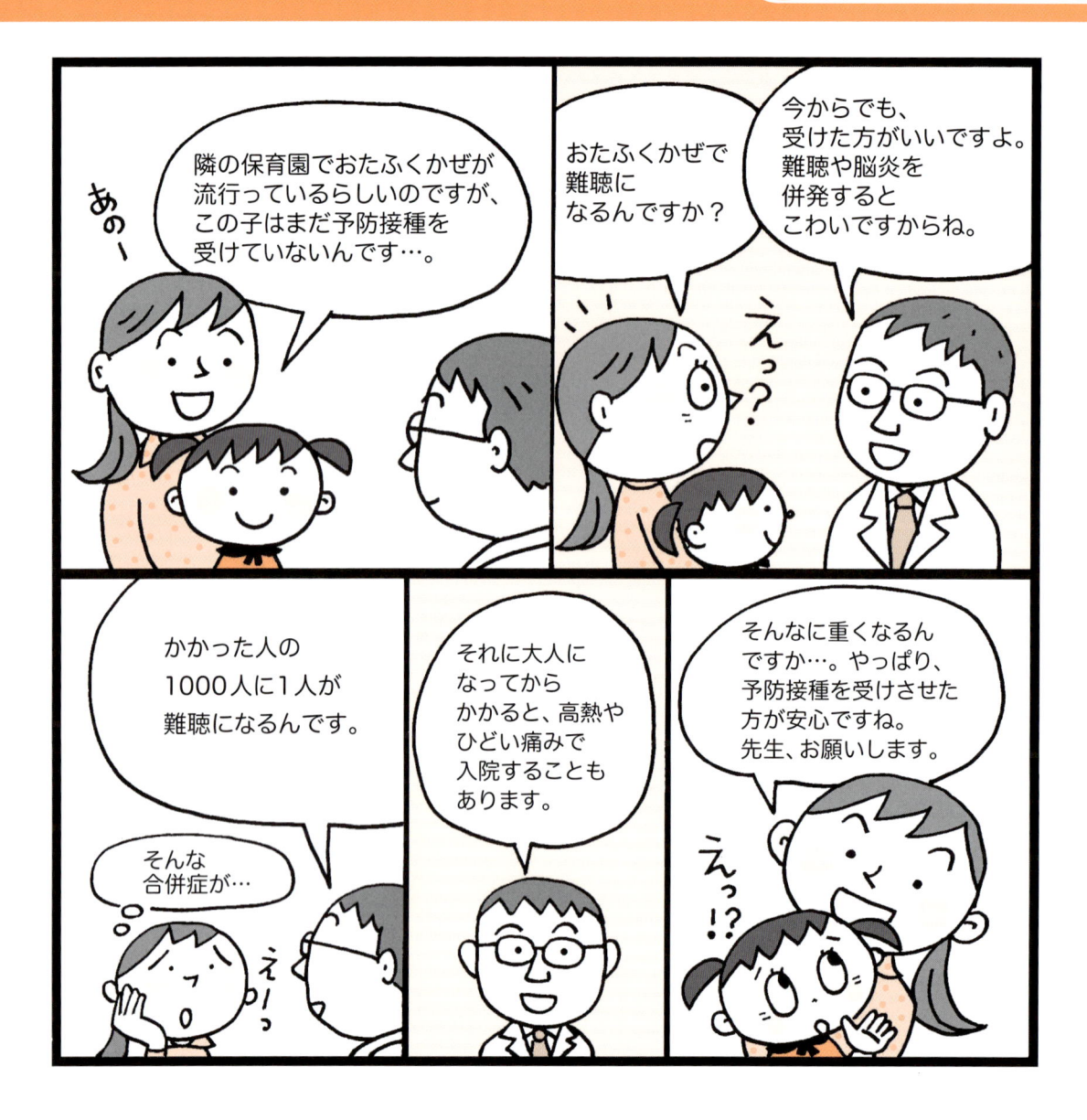

おたふくかぜ（流行性耳下腺炎）とは？

・おたふくかぜウイルスが原因で起こり、多くの全身の合併症を引き起こします。流行性耳下腺炎またはムンプスとも呼びます。
・世界の多くの国では定期接種を2回受けますが、日本ではおたふくかぜワクチンは任意接種で、しかも1回だけしか接種しない習慣があります。
・日本ではおたふくかぜがどのような病気なのかがほとんど伝えられていません。そのため、予防対策も遅れていて、平均すると毎年約70万人がかかっています。

症状・経過は？

・おたふくかぜウイルスに感染すると、2～3週間の潜伏期の後に、どちらかの耳下腺が腫れ、やがて反対側

4章　ワクチンで防げる子どもの病気
おたふくかぜ

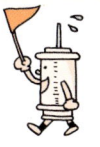

の耳下腺も腫れます。発熱は起こることも、起こらないこともあります。約3分の1の人は、かかっても症状が見られません。
- 炎症は、徐々に膵臓、卵巣、精巣などにも広がり、脳も含めた全身に影響が出ます。
- 無菌性髄膜炎のために強い頭痛が起こることがあります。

合併症は？

- おたふくかぜには多くの合併症があります。約50人に1人の割合で無菌性髄膜炎が起こります。これを発症すると強い頭痛を訴え、嘔吐することもあります。
- 約1000人に1人の割合で、一生治らない重度の難聴になることがあります。年間700人くらいがかかっていると推定されています。ひどい場合は、両耳が侵されることもあります。
- 毎年約30人に脳炎が起こっていて、脳障害が残ったり、死亡したりすることもあります。

予防は？　どんなワクチン？

- おたふくかぜワクチン（生ワクチン）で予防します。[任意接種]
- かかっても軽症の場合が多いのですが、重い合併症を引き起こすことがあるので、ワクチン接種が重要です。
- 副反応としては、接種して2～3週間後に熱が出たり、耳下腺が少し腫れたりすることがありますが、通常は自然に治ります。また約2000人に1人の割合で、無菌性髄膜炎になることがあります。ただし、無菌性髄膜炎の発生率は自然感染よりもずっと低く、重症にもなりにくく、1歳早期で受けると無菌性髄膜炎が起こりにくくなります。接種後16日前後で、発熱や頭痛や嘔吐、不機嫌が続いたら、受診してください。

予防接種の受け方と時期は？

- 地域によっては公費助成があります。
- MR（麻しん風しん混合）、水痘（みずぼうそう）ワクチンとの同時接種がおすすめです。
- 今後、定期接種になる見込みですが、それを待たずに接種してください。
- 1回目の接種ののち、3～4年後に2回目を受けると、しっかりと免疫（抗体）がつきます。

おすすめの受け方

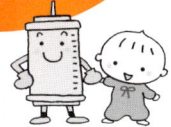

1回目：1歳になったら、MR（麻しん風しん混合）ワクチンの次にできるだけ早く受けましょう。おたふくかぜと水痘（みずぼうそう）の流行状況をみて接種しましょう。
2回目：1回目の接種ののち3～4年たったら、2回目を接種するのがおすすめです。
同時接種：MRや水痘（みずぼうそう）ワクチンと同時接種もできます。

水痘（みずぼうそう）

予防ワクチン：水痘（みずぼうそう）ワクチン

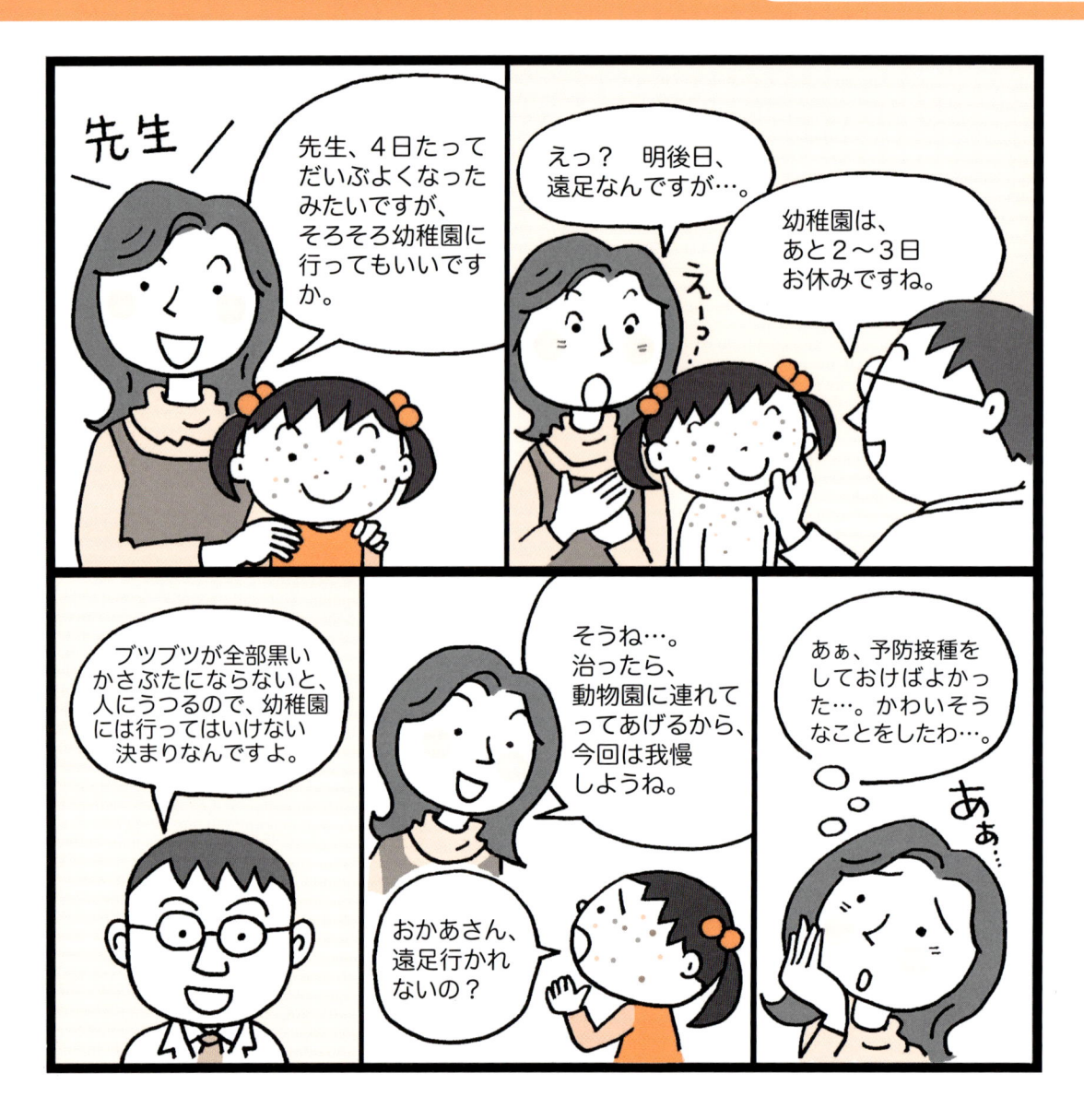

水痘（みずぼうそう）とは？

- 水痘帯状疱疹ウイルスによって起こり、多くの場合はそれほど重くはなりませんが、無視できない数の子どもが重症になり、毎年、10人以上が死亡していると考えられます。
- 麻しん（はしか）と同様に空気感染もあり、どこで伝染するかわからない病気です。
- 日本ではワクチン接種率が30～40％と低く、毎年100万人くらいがかかっています。
- 生後すぐから、この病気にかかる可能性があります。特に多いのは、生後6カ月～4歳頃です。

症状・経過は？

- 発症すると、2～3週間の潜伏期のあとに熱が出て、体に虫さされのような赤い斑点が出てきます。
- 1日くらいのちに斑点が水ぶくれになり全身に広がります。強いかゆみもあります。

4章 ワクチンで防げる子どもの病気
水痘（みずぼうそう）

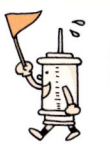

- 熱が出ない場合もあれば、高熱が続く場合もあります。
- 水ぶくれになったところが黒いかさぶたになり、7日くらいでおさまります。
- 1歳前、7～10歳以上の子ども、アトピーなど皮膚の病気のある人などが重症になりやすいのですが、それだけでなく、健康な子どもや大人も重症になることがあります。

● 合併症は？

- 水痘（みずぼうそう）には、脳炎や肺炎、皮膚の重い細菌感染症など多くの合併症があります。日本でも、年間約3000人が重症化し、10人以上が死亡しています。
- 合併症ではありませんが、水痘（みずぼうそう）にかかったことのある人は、何年も経ってから強い痛みを伴う帯状疱疹が起こることがあります。特に高齢者が問題です。

● 予防は？　どんなワクチン？

- 水痘（みずぼうそう）ワクチン（生ワクチン）で予防します。[2014年10月より定期接種]
- 合併症が多く、その場合は重症化しやすいので、ワクチン接種が重要です。
- 副反応はほとんどありませんが、接種が1回だけだと免疫（抗体）が不十分で約20～50％の人が発症します。
- 高齢者は帯状疱疹の予防ワクチンとして受けられます。

● 予防接種の受け方と時期は？

- 2014年10月から定期接種で受けられるようになりました。
- 1歳になったらできるだけ早く受けましょう。MRワクチンと同時接種ができます。
- 1回受けて標準的には6カ月以上たったら2回目の接種をします。保育園などで周囲に流行の危険がある場合には3カ月の間隔をおすすめします。
- 感染力がたいへん強い感染症ですので、任意接種であってもできるだけ接種するようにしましょう。

おすすめの受け方

1回目：1歳になったら、MR（麻しん風しん混合）ワクチンと同時接種で受けましょう。
2回目：しっかりと免疫（抗体）をつけるために、1回目から3カ月～6カ月以上たったら2回目を接種しましょう。
同時接種：MRやおたふくかぜワクチンと同時接種もできます。

日本脳炎

予防ワクチン：日本脳炎ワクチン

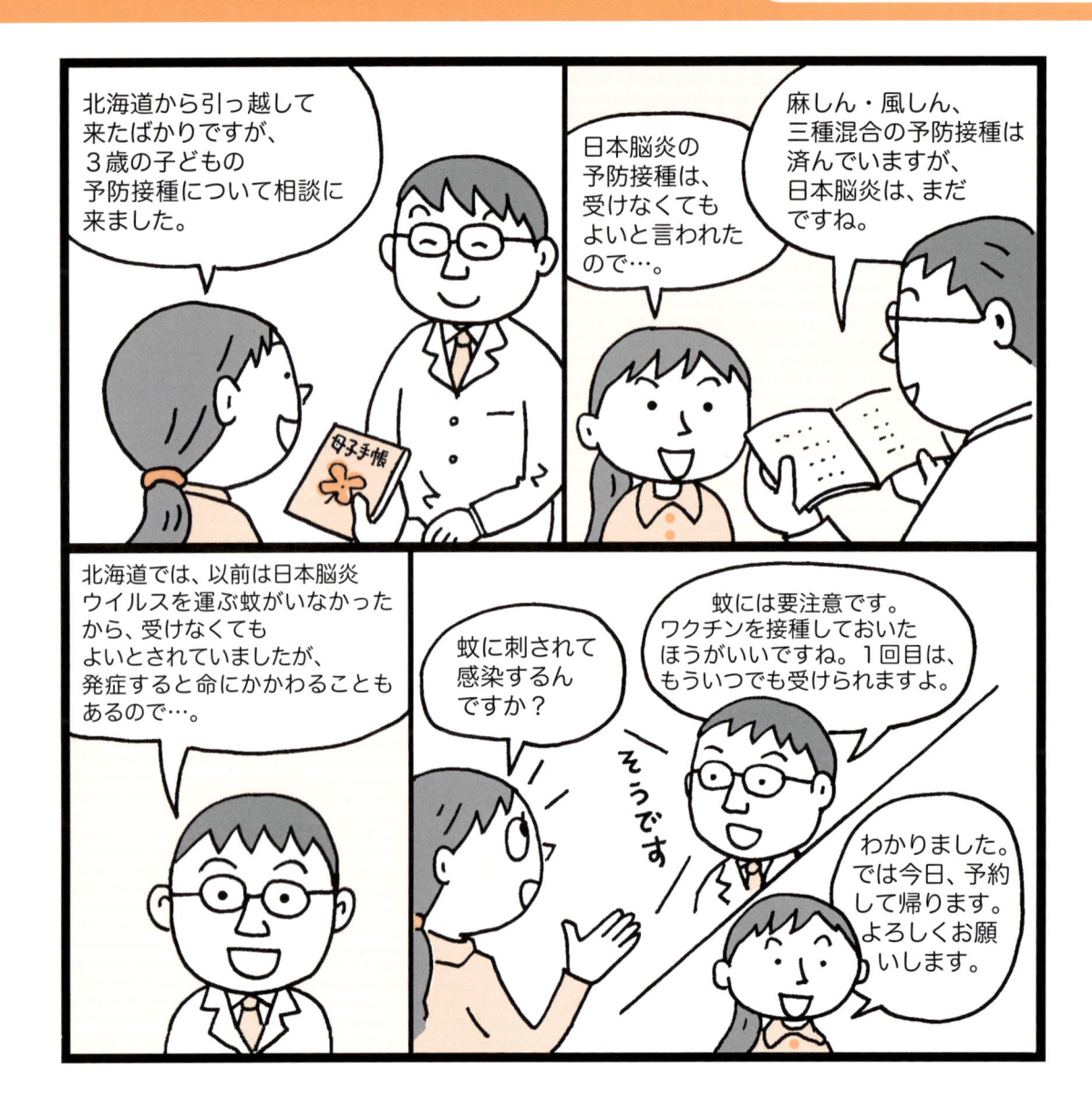

コマ1
- 北海道から引っ越して来たばかりですが、3歳の子どもの予防接種について相談に来ました。

コマ2
- 日本脳炎の予防接種は、受けなくてもよいと言われたので…。
- 麻しん・風しん、三種混合の予防接種は済んでいますが、日本脳炎は、まだですね。

コマ3
- 北海道では、以前は日本脳炎ウイルスを運ぶ蚊がいなかったから、受けなくてもよいとされていましたが、発症すると命にかかわることもあるので…。

コマ4
- 蚊に刺されて感染するんですか？
- そうです
- 蚊には要注意です。ワクチンを接種しておいたほうがいいですね。1回目は、もういつでも受けられますよ。
- わかりました。では今日、予約して帰ります。よろしくお願いします。

日本脳炎とは？

- 日本からフィリピン、インドあたりまで、東南アジアで流行している病気です。
- 日本脳炎ウイルスはブタの体内で増殖するので、日本では西日本の農村部で養豚場の多い地域が特に問題になります。
- 日本脳炎ウイルスに感染したブタの血を吸った蚊を介して、日本脳炎ウイルスが人の体の中に入って感染します。
- 日本脳炎ウイルスに感染すると100～1000人に1人が脳炎を発症し、そのうちの15％ほどが死亡するといわれています。
- 現在は日本国内の患者数は年間10名以下で、年齢的には子どもと50歳以上がかかることの多い病気です。
- 北海道にお住まいのお子さんでも、道内から出ないわけではありませんので、接種がすすめられます。

4章　ワクチンで防げる子どもの病気
日本脳炎

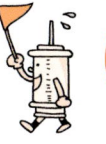

症状・経過は？

・かかっても、多くの人は症状が出ませんが、いったん発症すると重症化してしまう病気です。
・脳炎が起こるとけいれんや意識障害が生じて、障害が残ったり、また死亡する可能性の高い病気です。

合併症は？

・日本脳炎ウイルスは、夏に多いウイルス性（無菌性）髄膜炎を起こすことがあります。

予防は？　どんなワクチン？

・日本脳炎ワクチン（不活化ワクチン）で予防します。[定期接種]
・副反応としては、10％くらいの人で接種した部位が赤くなることがあります。
・2009年以前に使用されていた古いタイプの日本脳炎ワクチンはADEM（亜急性散在性脳脊髄炎）との関連性が疑われていましたが、科学的にはWHO（世界保健機関）の専門委員会も否定しています。
・現在ではすべて新しいタイプのワクチンに替わっています。

予防接種の受け方と時期は？

・発症すると深刻な病状を示す病気ですので、ぜひワクチン接種を受けてください。
・1期（生後6カ月～7歳5カ月まで）で3回接種します。1回目から1週以上（できれば4週）たったら2回目を接種します。2回目から半年以上空けて3回目を受けます。
・2期（9歳～12歳）で1回接種します。
・標準的には3歳から接種しますが、流行地に限らず生後6カ月からの接種が可能です。
・1995年（平成7年）4月2日から2007年（平成19年）4月1日までに生まれた人は、通常の定期接種の期間にかかわらず20歳未満であれば、接種していない回数分を定期接種として受けられます。くわしくは保健所などに問い合わせてください。

おすすめの受け方

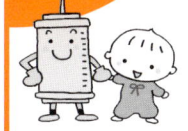

1期：生後6カ月から接種可能ですが、多くの地域では3歳からの接種となっています。かかりつけの小児科医と相談のうえ、お住まいの地域なども考慮のうえ接種してください。
2期：9歳から12歳に1回接種します。
特例措置：1995年（平成7年）4月2日から2007年（平成19年）4月1日までに生まれた人は、通常の定期接種の期間にかかわらず20歳未満であれば、接種していない回数分を定期接種として受けられます。日本脳炎ワクチンの接種回数を母子健康手帳で確認しておきましょう。

インフルエンザ

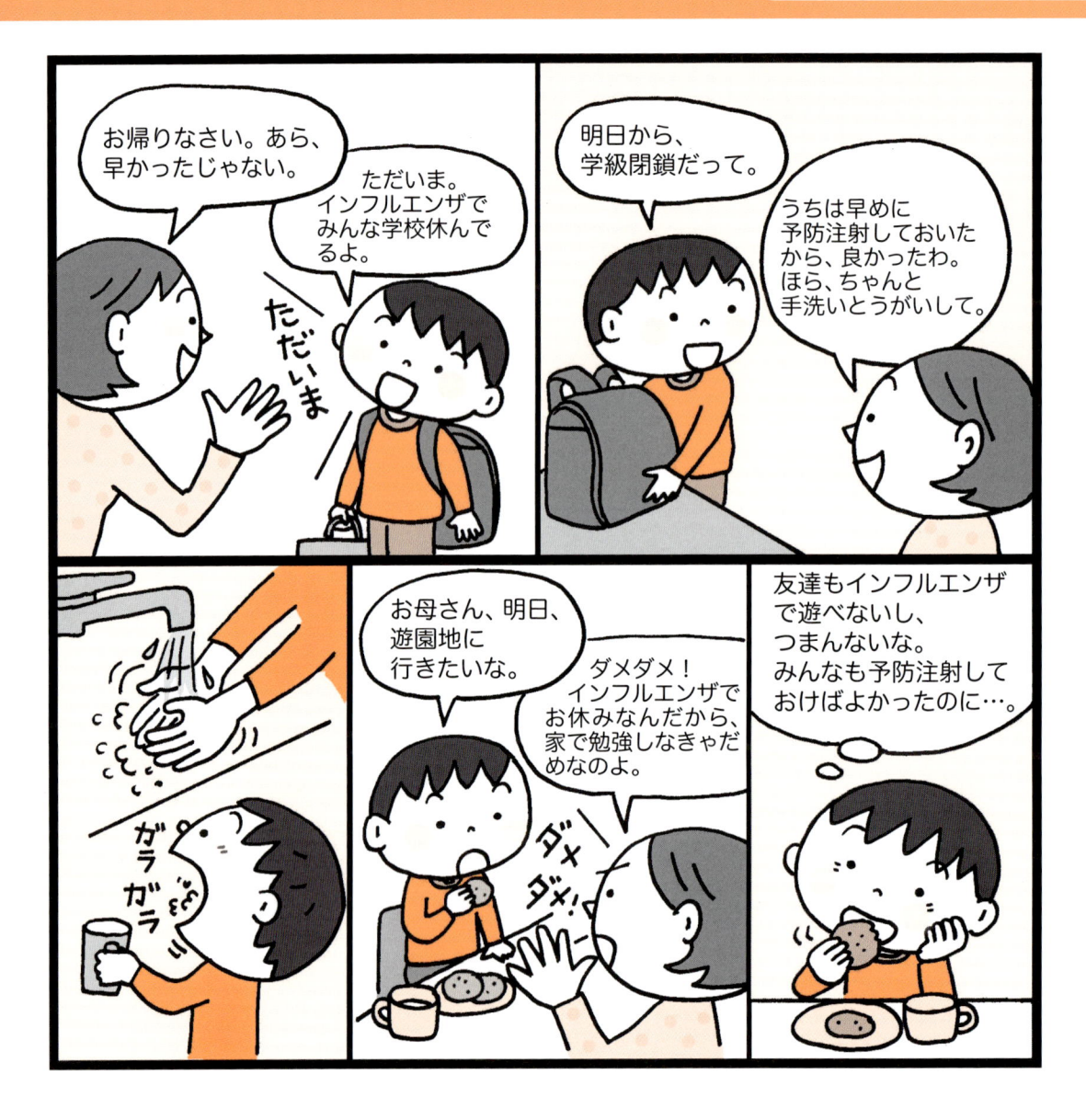

予防ワクチン　インフルエンザワクチン

インフルエンザとは？

- インフルエンザウイルスによって起こる呼吸器の感染症で、主に冬に大流行します。
- ふつうのかぜとは違い、気管支炎、仮性クループ（声を出す喉頭が炎症を起こして腫れる病気）、肺炎などの呼吸器の病気や脳症・脳炎を起こして、重症化しやすい病気です。
- 日本の子どもは脳炎や脳症を起こしやすく、毎年のように重症患者が多く出ています。
- 年長児、特に10代では、高い所から飛び降りるなどの異常行動が起こりやすいので、発症後少なくとも2日間は子どもを1人にしないでください。
- 感染力が強く、熱が下がってもその後数日間は他の人にうつす可能性が高いので、家での安静が必要です。保育園や幼稚園は発症から丸5日以上で、熱が下がって3日経てば登園できます。学校は発症から丸5日以上で、熱が下がって2日経てば登校できます。
- 原因となるウイルスは数種類に及び、これらのウイルスの型や性質が年々少しずつ変わるため、感染の予

| 4章 | ワクチンで防げる子どもの病気 |

インフルエンザ

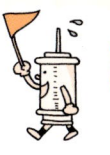

防が難しい病気です。感染対策としては手洗いやマスク、咳エチケットだけでは十分ではありません。ワクチンによる予防も必要です。

症状・経過は？

- 約1～4日の潜伏期ののち、まず高熱が出て、だるさ、のどの痛み、頭痛などの症状が出ます。
- 年齢によっては、嘔吐や腹痛などの症状が出ることもあります。
- 異常行動や脳炎・脳症は、熱が出てから約2日の間に起こりやすいとされています。いろいろな治療法を行っても、死亡するケースや脳障害の後遺症が残ることがあります。

合併症は？

- 日本の子どもの脳炎の最大の原因で、毎年数百人が脳炎になっています。
- せきがひどかったり、発熱が長く続いたりした場合は、肺炎の可能性があります。

予防は？　どんなワクチン？

- インフルエンザワクチン（不活化ワクチン）で予防します。[高齢者を除いて任意接種]
- 以前のインフルエンザワクチンは接種量が少なかったため、予防効果がそれほど高くありませんでしたが、2011年シーズンから適正な接種量に変更されたため予防効果の改善が期待されています。
- 卵を食べてたいへん重い症状の出る子どもは主治医やアレルギーの専門医と相談してください。

予防接種の受け方と時期は？

- 普通は6カ月から1歳で開始します。
- 12歳までの子どもは2～4週（できれば4週）間隔で2回受けます。
- 小さな子どもの場合は、重症化の予防に必要なだけの十分な免疫（抗体）ができるのは、2回目を接種した後2週間目ごろからです。1回目は10～11月前半、2回目は11月～12月前半までに接種するのがおすすめです。
- 出産前に母親が受けると生まれた赤ちゃんにも予防効果があります。

おすすめの受け方

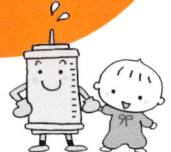

2回の接種を：流行前に十分な免疫（抗体）をつけるために、4週間隔で2回の接種を受けるようにしましょう。

毎年の接種を：インフルエンザの流行は、シーズンによって状況が違います。毎年、流行する前に接種するように心掛けましょう。

ヒトパピローマウイルス感染症(子宮頸がんなど) 予防ワクチン　HPV ワクチン

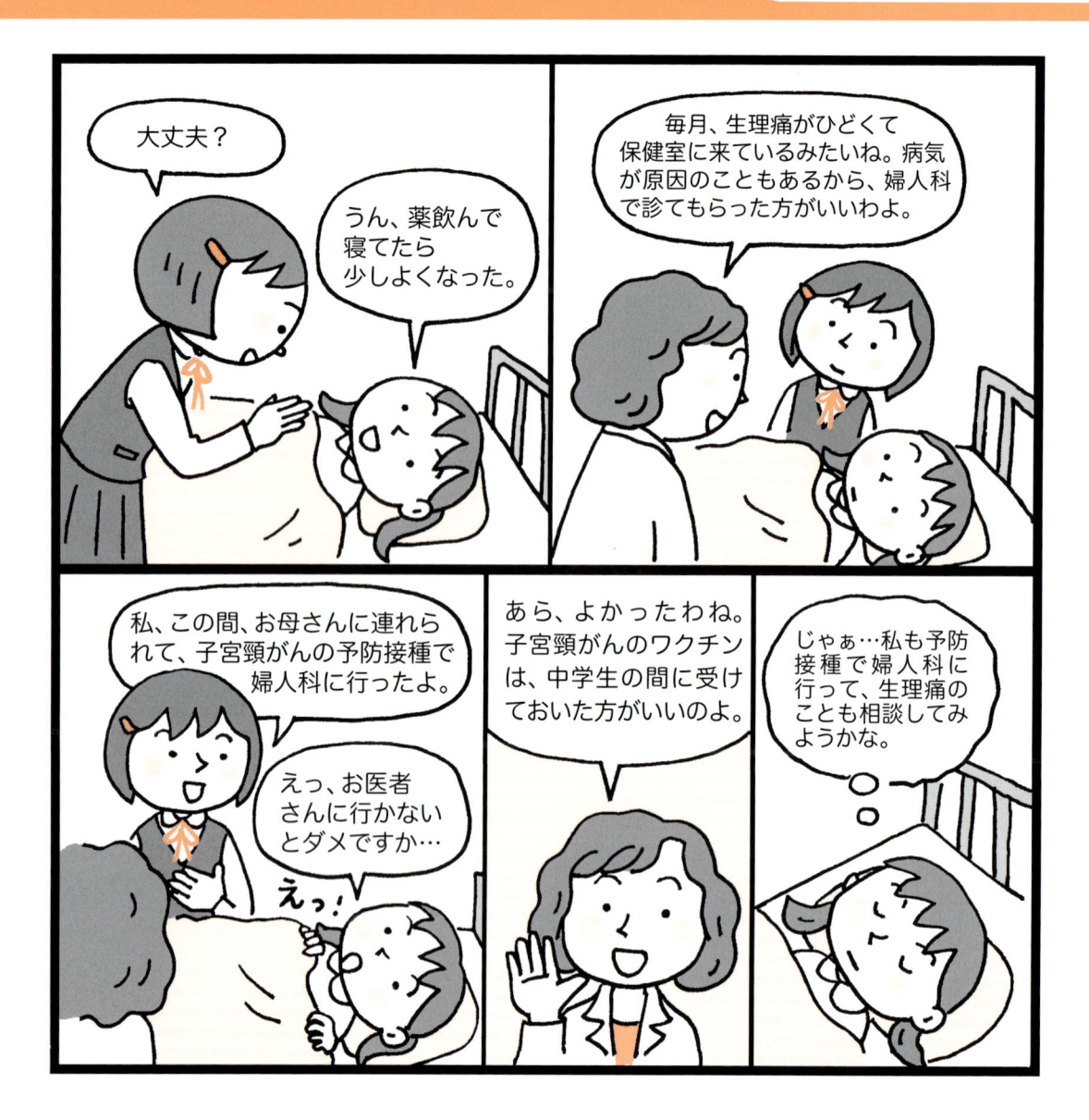

ヒトパピローマウイルス感染症とは？

- ヒトパピローマウイルス（ヒト乳頭腫ウイルス）は150種類以上あり、皮膚のいぼだけでなくがん、コンジローマや肛門がんなども引き起こします。
- 子宮頸がんは毎年約1万5000人が発病して、3500人が死亡する重大な病気です。
- 子宮頸がんを起こす16型、18型ウイルスなどは主に性行為を通じて知らない間に約80％の人がかかっています。性行為の開始年齢が低くなり、患者数が急増しています。他のがんと異なり、20～30代の若い女性でも多くかかります。
- 子宮頸がんの30％はワクチンに含まれていない52型、33型などのウイルスが原因ですので、ワクチン接種と20歳からの子宮頸がん検診の組み合わせが重要です。
- 日本では、検診受診率が約20％と極端に低いことが大きな問題です。ワクチン接種率、検診受診率を80％以上にあげることで、子宮頸がんによる死亡を大幅に減らせます。

4章　ワクチンで防げる子どもの病気
ヒトパピローマウイルス感染症（子宮頸がんなど）

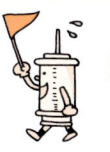

症状・経過は？

- ヒトパピローマウイルスにかかると約10％の人は軽い前がん状態になりますが、多くは自然に治ります。最終的には1万5000人ががんになり、毎年約3500人もが死亡しているのが現実です。
- がんになっても自覚症状がなく、進行すると大手術になり、重い障害が残ります。

予防は？　どんなワクチン？

- ヒトパピローマウイルス（HPV）ワクチン（不活化ワクチン）で予防します。[2013年度から女性のみ定期接種]
- がん発生率の高い16型と18型のヒトパピローマウイルスに対して有効な2価ワクチン（サーバリックス）と、16型と18型に加えて尖圭コンジローマや子どもの反復性呼吸器乳頭腫症を引き起こす6型、11型のヒトパピローマウイルスにも有効な4価ワクチン（ガーダシル）があります。
- ワクチン接種により約70％の子宮頸がんを予防できるとされますが、このワクチンで防げないタイプのウイルスもあります。20歳になったら必ず子宮頸がん検診を受け、早期発見に努めてください。
- 副反応としては、接種部位の痛みが主ですが、接種後に失神を起こすこともあります。注射の痛さを想像して極度に緊張したり、接種が終わって緊張がとれたりしたときに起こります。
- まれに慢性の痛みなどが起こることもあります。HPVワクチン以外のワクチン接種後や、採血、献血の後にも起こることがあり、痛みを伴う行為の後に起こることが知られています。慢性の痛みに対応できる医療機関の受診をおすすめします。

予防接種の受け方と時期は？

- 性行為を開始するより前の年齢で接種を始めましょう。定期接種としては、小学校6年生から高校1年生年代の人が受けられますが、性行為の低年齢化を考えれば中学生年代での接種がおすすめです。
- どちらのワクチンも3回接種で、3回とも同じワクチンを受けてください。初回接種からサーバリックスは1カ月あけて2回目を接種、ガーダシルは2カ月あけて2回目を接種、初回の6カ月後に3回目を接種します。
- 小児科、内科、産婦人科などで接種が可能です。前もって接種できるかどうかを確かめてください。
- 緊張しやすい人や立ちくらみを起こしやすい人は、事前に接種医に伝えて、横になって受けることもできます。接種後30分程度は院内で様子を見てもらってください。
- 定期接種の期間を過ぎた女性でも接種できます。婦人科にご相談ください。
- 日本では女性だけが受けますが、世界の70カ国以上では男性も4価ワクチンを受けます。

おすすめの受け方

3回：性行為を開始するより前、中学生の間に3回接種を受けましょう。

子宮がん検診を受けましょう：
早期発見が大切です。20歳から1～2年に1度程度は、子宮がん検診を受けてください。

A型肝炎

予防ワクチン　A型肝炎ワクチン

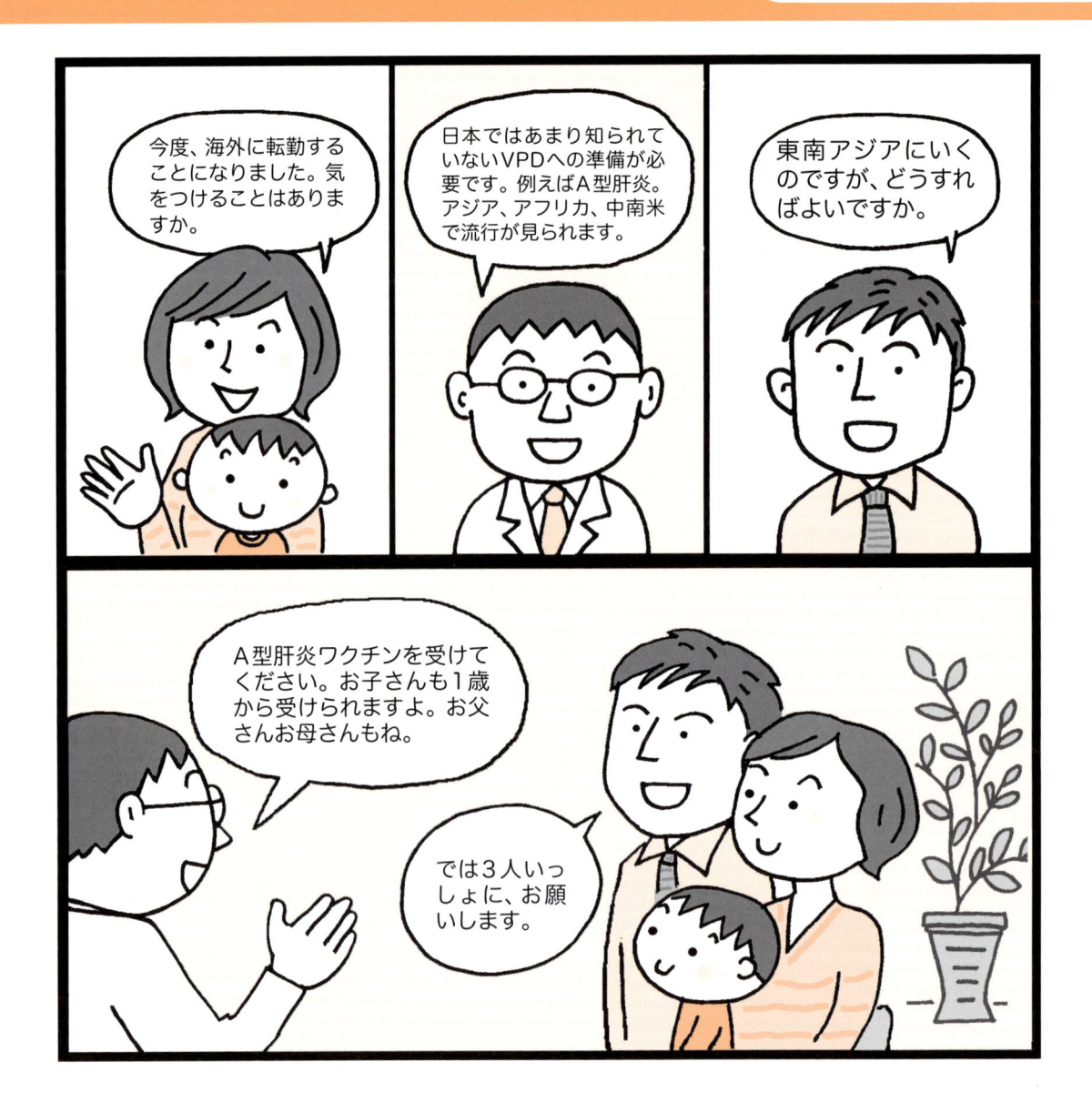

A型肝炎とは？

- A型肝炎ウイルスによる感染症で、肝炎を起こします。
- A型肝炎ウイルスは便から排出され、このウイルスで汚染された食べ物からうつります。自然にA型肝炎ウイルスが集まった貝を生で食べてうつることがあります。
- 十分に加熱した食べ物からはうつりませんが、ウイルスがついた手で食べ物に触るとかかる可能性もあります。回転寿司店で料理人を介して集団感染した例もあります。
- 衛生状態が良くなったので、自然感染の機会が激減し、60歳代以下の日本人のほとんどは免疫を持っていません。
- 日本では、報告されている患者さんの数は少ないのですが、実際はもっと多いと推定されています。

| 4章 | ワクチンで防げる子どもの病気
A 型 肝 炎

● 症状・経過は？

・約1カ月の潜伏期間の後に、発熱や倦怠感と黄疸（おうだん）があらわれて発症します。
・多くは数週間くらいの入院で後遺症もなく治ります。
・気がつかない程度に軽いこともありますが、まれに劇症肝炎となって命にかかわることもあります。
・重症になると細胆管炎性肝炎（さいたんかんえんせいかんえん）となって、治るのに半年くらいかかる場合もあります。

● 予防は？　どんなワクチン？

・A型肝炎ワクチン（不活化ワクチン）で予防します。[任意接種]
・米国ではA型肝炎ワクチンは子どもの定期接種になっていて、1歳から全員が受けるのが基本です。日本でもかかる人はB型肝炎に比べれば少ないですが、それでもワクチンの必要性は高いとされ、定期接種にすることが必要です。
・発展途上国ではA型肝炎は常に流行していますが、欧米やオセアニア諸国などでも流行することがあります。海外旅行や長期滞在時には子どもにも接種が強くすすめられます。
・日本ではようやく、2013年3月から、子どもでもA型肝炎ワクチンを受けられるようになりました。

● 予防接種の受け方と時期は？

・1歳以上であれば、2〜4週間の間隔で2回接種し、その約半年後に3回目を接種します。
・接種量は子どもも大人と同じ0.5mlです。
・皮下接種または筋肉内に接種（筋注）します。筋肉内注射の部位は、2歳までは太もも（大腿部）、3歳からは肩（三角筋）です。筋肉内注射の長所は、注射部位の痛みや腫れが少なく、免疫獲得も皮下注射に比べてやや優れていることです。不活化ワクチンの接種は、世界では筋肉内注射が標準ですので、少しですが世界の標準に近づきました。
・2012年からは日本でも大腿部への接種は認められていますが、あまり実施されていないようです。

おすすめの受け方

・発展途上国への渡航や長期滞在の場合は、お子さんも必ず受けてください。

55

髄膜炎菌感染症

髄膜炎菌感染症とは？

- 鼻水やセキによる飛沫感染で、髄膜炎菌が鼻、のど、気管の粘膜などから体に入って発症します。
- 菌血症や敗血症、細菌性髄膜炎などの病気を引き起こします。
- 発症年齢は0歳代と15〜19歳が多いです。学校やクラブ活動での流行もあります。
- 海外と比較して日本国内の報告数は少ないため、国内での感染リスクは低いと考えられています。

症状・経過は？

- 初期症状は、発熱、頭痛、嘔吐など、かぜの症状に似ているため、早期診断がとても難しい病気です。
- 髄膜炎菌性髄膜炎は、他の細菌による髄膜炎と比べて、症状が急激に進行することが特徴です。意識障害、ショック、全身性出血などのために死亡することもあります。発症後2日以内に5〜10%が死亡するといわれています。
- いったん発症して重症化してしまったら救命するのも困難な病気です。ワクチンによる予防がもっとも重要です。
- 学校保健安全法の「学校で予防すべき感染症」のひとつに定められており、発症した場合は速やかな対応が必要です。

合併症は？

- 意識障害を伴う髄膜脳炎や、ショック、全身性出血を起こすウォーターハウス・フリードリクセン症候群という極めて重篤な合併症を起こすと死亡率が高くなります。
- 10〜20%の割合で難聴、神経障害、四肢切断などの重い後遺症が残ることがあります。

予防は？　どんなワクチン？

- 髄膜炎菌ワクチン（不活化ワクチン）で予防します。[2014年7月国内承認]
- 米国では、感染リスクが高い10代後半から20代の感染予防のために、11〜12歳に1回目の予防接種をすることが推奨されています。その後、16歳で追加接種をしています。

おすすめの受け方

- 基本的には、トラベルクリニックの医師と相談してください。
- 米国や英国、オーストラリアへ留学する場合には接種が勧められます。
- アフリカや中東、特に「髄膜炎ベルト」と呼ばれるサハラ以南の地域に渡航する時は必ず受けてください。

5章 ワクチンに副作用はないの？

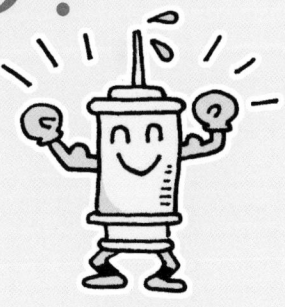

ワクチンの副作用（副反応）と安全性の話

ワクチンを接種した後に熱が出ることがよくあります。
でも、こうした症状の大半は、別の病気でたまたま起きたもので、
ワクチンの副作用ではありません。
ワクチンによる真の重い副作用は極めてまれにしか起こりません。
ワクチンは、VPD（ワクチンで防げる病気）から子どもを守る、
安全性が高い予防法です。

　ワクチンは極めて安全な医薬品の一つです。しかし、副作用がまったくない医薬品はないように、ワクチンも接種した後に副作用（副反応）が起こる可能性はゼロではありません。ただし、ほとんどの副作用は軽い症状で、重大なものではありません。特に重いアレルギー体質や免疫の病気などがなければ、健康な子どもたちに重大な副作用が起こることは極めてまれです。

接種後の"副作用"のほとんどは紛れ込み事故

　ご心配される方もいらっしゃいますが、ワクチンは発展途上国の栄養状態が悪い子どもを含めて世界中で接種されていますので、しっかりと安全性が調べられているのです。
　まず、これは薬を使用したときと共通ですが、ワクチンを接種した後にも、発熱、鼻水、下痢、ときには脳炎などさまざまな症状が"見られる"ことがあります。ワクチン接種後や薬を使用した後に"見られた"、受けた人にとって"悪いこと"を有害事象（Adverse Events）と呼びます。有害事象とはそのワクチンとの因果関係を問わない、受けた人に"見られた悪いこと"です。すなわち、有害事象には、ワクチンによる「真の副作用（副反応）」とワクチンとは無関係なことがたまたま起こっただけの「紛れ込み（ニセの副作用）」の両者が含まれます。残念ながら、日本ではこの有害事象のすべてが「ワクチンの真の副作用」と誤解されているのです。マスコミなどで大々的に報道されることも少なくありません。
　それぞれの有害事象が、ワクチンの副反応かどうかは、科学的に調べられています。新しいワクチンが有効で安全かを調べるときに、双子のボランティアの子どもたちに本物のワク

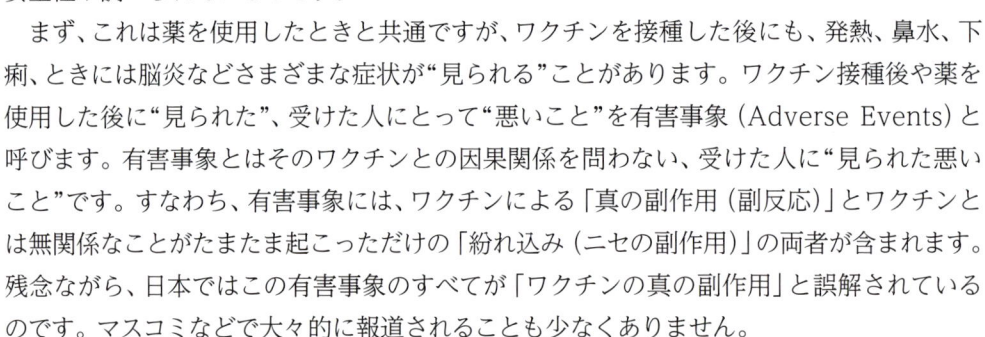

5章　ワクチンに副作用はないの？

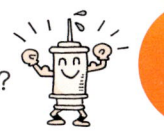

チンと、何も成分が入っていないニセワクチン（偽薬、プラセボ）とを用意して、わからないように接種することもあるのです。ワクチンを受けた子どもたちに、発熱、咳、嘔吐、下痢などの症状が接種後に見られます。しかし、ニセのワクチンを受けた子どもたちにも、何も成分が入っていないにもかかわらず、同じ症状が、なんと同じ割合で見られます。これでわかるように、接種後に見られたほとんどのことは、周囲で流行しているかぜなどによって引き起こされた「紛れ込み」なのです。

　また、接種後の脳炎に関しても、よく調べると、別のウイルス感染などが原因で、現在の不活化ワクチンによって脳炎が引き起こされたというはっきりとした証拠はありません。日本では、以前の日本脳炎ワクチン接種後にアデムと呼ばれる重い脳炎の一種を起こした不幸な方がおられたとして、2005年に厚生労働省が接種を実質上見合わせしました。しかし翌年にWHO（世界保健機関）は、この問題を専門家委員会が検討して、「日本脳炎はたいへん重大な病気であり、ワクチンでしか防ぐ方法がない。ワクチンでアデムが起こるという日本政府の見解には科学的な根拠がなく、このようなことで接種を中止するのはよくない」という結論を出しました。

　そのほかいろいろな研究結果があり、一時ワクチンとの関係が疑われてきた脳障害、喘息、糖尿病や自閉症などの病気はワクチンが原因ではないと結論づけられています。

接種には大きなメリット

　では、副作用がまったくないかといえば、そうでもありません。たいへんまれですが、重い症状の副作用もあります。ワクチンの成分に対して極めて重いアレルギー体質の人では、接種後30分程度内の早い時間に血圧が下がり救急処置が必要なアナフィラキシーショックを起こすことがあります。しかし、現在はワクチンの改良で大幅に減っています。一般的に知り得る限りでは、最近のケースでは救急処置によって回復されています。また、生まれつき免疫系がたいへん弱い（先天性重症免疫不全症）お子さんで、診断がつく前に生ワクチンを受けると、ワクチンによってその病気を発症してしまい重症になることがあります。ただし、このようなお子さんでは、感染症にかかって幼くして亡くなることも多く、この子たちを守るためにも他の健康なお子さんがワクチンを忘れずに接種しておくことが重要です。また、頻度は低いもののワクチン関連ポリオ麻痺（VAPP）を起こす可能性のある生ポリオワクチン（OPV）については、2012年9月からはVAPPを絶対に起こさない不活化ポリオワクチン（IPV）に切り替えられています。

　中等度の副作用では、おたふくかぜワクチンの接種で軽い無菌性髄膜炎（「おたふくかぜ」30〜31ページ参照）が約2000人に1人起こります。しかし、自然におたふくかぜにかかると約50人に1人に起こり、症状も重くなります。また1歳早期でワクチンを受けると無菌性髄膜炎が起こりにくいと考えられています。

軽い副作用としては、接種した場所が少し赤く腫れたりすることもあります。また、少数のワクチンですが、少しの子どもに熱が出ることもあります。熱が出ても普通は何もしないで治まります。

　ではなぜ真の副作用があるのに接種するのでしょうか。それはワクチンで予防するべき相手であるVPDがたいへん重大だからです。ワクチンを受けるリスクはゼロにはできませんが、受けることのメリットの方がはるかに大きいので、世界中でワクチン接種を推進しているのです。

　ワクチンのメリットは、受けた本人を守るだけにとどまりません。90％以上の子どもがワクチンを受けることで、受けていない人（接種年齢以下や病気で受けられない人）もかからない可能性が高まることです。これは個人免疫に対して集団免疫と呼ばれます。集団免疫を高めるには接種率を高く維持することが必要ですので、すべてのワクチンが完全に無料で受けられる定期接種化が望まれます。

　またすべての種類の子どものワクチン接種にかかる費用と、受けなかったときにかかる医療費や保護者の負担分の金額を比較すると、ワクチン接種の方が少ない費用になることが計算されています。しかも、この計算の中には、本人および保護者の悲しい精神的負担分は含まれていません。

万一の副作用の時は

　万一、定期接種のワクチンで重い副作用が起こった方には、予防接種法に基づく手厚い健康被害救済制度があります。また、任意接種のワクチンの場合は、別の救済制度があります（90ページ参照）。

6章

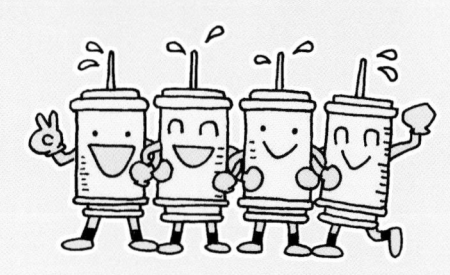

同時接種は赤ちゃんを守るためのもの

●同時接種は赤ちゃんを守るためのもの
同時接種の必要性と安全性 Q&A

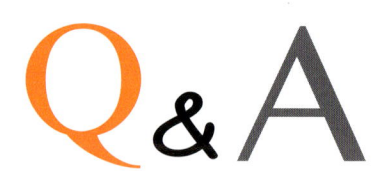

日本の赤ちゃんが1歳前に接種する主なワクチンは6種類。
1種類を複数回接種するワクチンもあり、接種回数は15回以上にもなります。
そこで、有効なのが同時接種です。同時接種は必要な免疫をできるだけ早くつけて
子どもをワクチンで防げる病気（VPD）から守るだけでなく、
保護者の通院回数を減らすことができます。

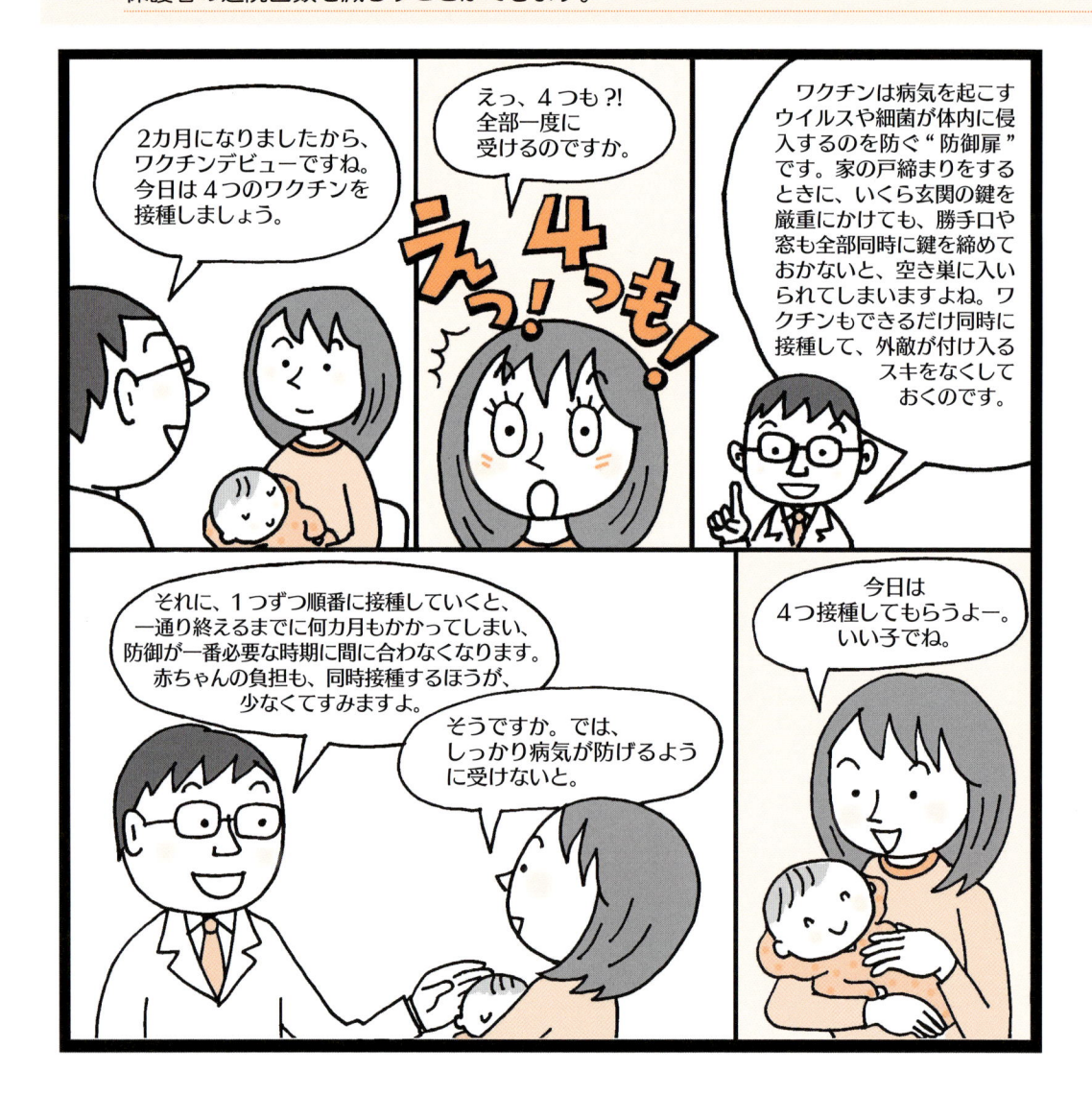

「2カ月になりましたから、ワクチンデビューですね。今日は4つのワクチンを接種しましょう。」

「えっ、4つも?! 全部一度に受けるのですか。」

えっ！4つも！

「ワクチンは病気を起こすウイルスや細菌が体内に侵入するのを防ぐ"防御扉"です。家の戸締まりをするときに、いくら玄関の鍵を厳重にかけても、勝手口や窓も全部同時に鍵を締めておかないと、空き巣に入られてしまいますよね。ワクチンもできるだけ同時に接種して、外敵が付け入るスキをなくしておくのです。」

「それに、1つずつ順番に接種していくと、一通り終えるまでに何カ月もかかってしまい、防御が一番必要な時期に間に合わなくなります。赤ちゃんの負担も、同時接種するほうが、少なくてすみますよ。」

「そうですか。では、しっかり病気が防げるように受けないと。」

「今日は4つ接種してもらうよー。いい子でね。」

6章　同時接種は赤ちゃんを守るためのもの

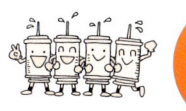

同時接種とその効果について

Q1 同時接種とはなんですか。

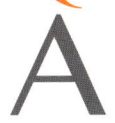

A　2種類以上のワクチンを1回の受診で接種することです。効果や安全性は単独で接種した時と変わりません。

Q2 なぜ、同時接種をすすめているのですか。

A　小さな子どもは免疫が弱く、子どもがかかる感染症には重い病気が多くあります。かかってしまうと最新の医学でも良い治療法のない病気もあります。最近、日本で接種できる新しいワクチンが増え、ワクチンで防げる病気（VPD）の種類も増えました。ヒブ、小児用肺炎球菌、ロタウイルス、四種混合ワクチンなど0歳の早い時期に接種するワクチンは、2～3回接種しないと確実な免疫ができません。1回の受診でワクチンを1種類ずつ接種していては、免疫ができるまでにたいへん時間がかかります。でも病気は待ってくれませんし、毎週接種に通うのは保護者や子どもにとって大きな負担です。安全性も1種類ずつ接種する単独接種と変わらないので、ワクチンの効果を最大限に発揮させるために世界中で同時接種がすすめられています。

Q3 1種類ずつ接種するのでは、いけませんか。

A　当然ながら保護者が希望すれば、単独接種することもできます。しかし、1種類ずつ接種していては、ワクチン本来の目的であるVPDの予防が確実にはできなくなってしまいます。ヒブ、肺炎球菌による細菌性髄膜炎や百日咳のように乳児期早期からでも発症を防がなければならないVPDについては、確実な免疫をつけるのに時間がかかってしまう単独接種はむしろ危険です。また、ロタウイルスワクチンは接種時期が遅れると腸重積の発症が増加する可能性があるため初回接種と接種完了の月齢が厳しく規定されています。この時期に接種するワクチンはどれも優先的に受けたいワクチンですので、同時接種でなければ受けることがたいへん難しくなります。ワクチンを接種する前にVPDにかかることを防ぐために、0歳に限らずどの年齢でも可能であれば同時接種をすすめています。

Q4 同時接種のデメリットを教えてください。

A デメリットはありません。同時接種は世界中のあらゆる人種や民族の子どもたちに対して、10年以上前から行われていますが、何も問題は起こっていません。1回の受診で注射の本数が増えるので、保護者は辛いと感じることがあるようです。しかし、単独接種であっても受ける注射の回数は結局同じですから、デメリットではありません。接種部位が腫れたり赤くなったりするなどの局所反応や発熱などが増えるのではと心配されることもありますが、1種類ずつ接種するのと同じです。痛みに関しては、子どもの泣き方を見ていても1本だけ接種した場合と、5～6本接種した場合も、大差はありません。そのために、自分の子どもに同時接種を受けさせたことのあるほとんどの保護者は次回も同時接種を希望します。

Q5 同時接種と混合ワクチンの違いはなんですか。

A 同時接種は、複数のワクチンを約2.5cm以上離れた場所に1本ずつ接種するものです。混合ワクチンは、数種類のワクチンをはじめから1本の注射液に含んでいるので、混合ワクチンの接種は広い意味の同時接種と同じです。日本では百日せき・破傷風・ジフテリア・ポリオの四種混合、麻しん・風しんのMRワクチンなどが混合ワクチンです。早期に免疫をつける意味では同時接種も同じですが、混合ワクチンは注射の回数を減らして子どもたちの負担を少なくするために、世界中で研究を重ねて開発されてきました。日本でも混合ワクチンに切り替わっていくのが望ましいのですが、別々のワクチンは接種する時に混ぜてはいけないので、今のところは同時接種を行うことが重要です。

Q6 1日のうち間隔をあけて2回の予防接種をするのは同時接種ではないのですか。

A たとえば集団接種の会場で、BCGのワクチン接種を受けて、その足でかかりつけの先生を受診して、ヒブワクチンなどの接種を受けることを同日接種といいます。この是非に関しては専門家によって意見が異なりますが、厚生労働省が出した通達では、同時接種と同日接種は別のものとして扱われており、同日接種は行ってはいけないことになっています。一部の地域で行われているようにBCGを集団接種でなく、かかりつけの先生での個別接種

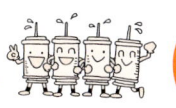

にすれば解決されます。しかし、このためには自治体（市区町村）や医師会などがその地域全体の制度を変更する必要があり、簡単なことではありません。ただし、保護者が自治体（市区町村）や医師会に要望すれば実現する可能性はあります。

同時接種の安全性・副反応について

Q7 小さな赤ちゃんのからだ（免疫機能）に負担はかかりませんか。

A これは世界中で心配されました。子どもの免疫の力はまだ強くありませんが、10本のワクチンを同時接種しても子どもにかかる負担はほんのわずかで、持っている免疫力全体の0.1％くらいしか使用しません。そして実際に、長い間世界中で行われてきて問題が起こっていないことが同時接種が安全であることの最大の証拠（エビデンス）です。

Q8 同時接種にすると、ワクチンの効果は減りませんか。同時接種で副反応が出やすくなったり、同時接種特有の副反応が出たりすることはありませんか。

A 同時接種によってワクチンの効果が減ることはありません。副反応が出やすくなったり、特別な副反応が出たりすることもありません。

Q9 子どもの体質などで同時接種をしないほうがいい場合はありますか。

A ありません。逆に重い病気を持っている子どもの場合は、VPDにかかれば重症になりやすく、接種のために何度も受診するのがたいへんなので、世界中で同時接種が強くすすめられています。

Q10 万が一、同時接種で重大な副反応がおこったらどうしたらよいですか。

A　ワクチンの接種後になんらかの症状や病気がみられた場合、これらすべてを有害事象と呼びます。有害事象には、ワクチンによるもの（副反応）と、ワクチンによらないもの（ワクチンとは無関係なことがたまたま起こっただけ）があります。医学的には有害事象のほとんどがワクチンと無関係であり、ワクチンによる重大な副反応が起こる確率は極めて低いことがわかっています。同時接種を行って副反応が起こったとしても、ほとんどの場合、どのワクチンによるものか区別できませんが、ワクチンによる健康被害救済制度では、どのワクチンによるものかは問題にしないで救済対象とすることになっています。安心して同時接種を受けてください。

Q11 万が一、定期接種のワクチンと任意接種のワクチンで重大な副反応が起こったら、どうなりますか。

A　接種後にワクチンが原因で重大な副反応が起こる確率は極めて低いことがわかっています。定期接種と任意接種には別々の救済制度がありますが、定期接種は任意接種よりも救済制度が手厚くなっています。万が一、同時接種で副作用が起こってしまった場合、明らかに任意接種のワクチンで起こった副作用と判断されない限り、原則として定期接種の救済制度が適用されます。このように副反応が起こった場合の救済制度の面から考えると、任意接種ワクチンを定期接種ワクチンと同時接種で受けることは、万が一の時の安心につながります。

Q12 「海外で使っているから日本でも安全」と考えてよいのでしょうか。

A　薬の場合は、民族差が少し問題になることはあります。しかしワクチンの場合は、世界中で、日本人、日系人、アジア系の子どももワクチンを同時接種で受けていますが、安全性と効果に基本的な差は認められていません。日本でも、世界中で実際に行われていることを自然に受け入れてほしいですね。

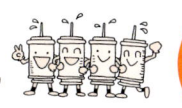

同時接種の組み合わせについて

Q13 同時接種の組み合わせで悪いものや本数の制限はありますか。

A 組み合わせや本数に制限はありません。組み合わせは、生ワクチン同士でも、不活化ワクチン同士でも、生ワクチンと不活化ワクチンとの組み合わせでも、対象年齢ならば接種が可能です。また、定期接種ワクチン同士でも、任意接種ワクチン同士でも、また定期接種ワクチンと任意接種ワクチンの接種も可能です。当然、飲む生ワクチンと注射のワクチン（不活化でも、生ワクチンでも）との組み合わせも問題ありません。接種の本数に関しても、接種対象年齢ならば、制限はありません。欧米では生後2カ月で6種類のワクチンが同時接種されています。米国では、1歳の時に、インフルエンザワクチンまで含めて最大9種類のワクチンが同時に接種されることもあります。

■代表的な同時接種の組み合わせ例
(1) 定期接種ワクチンと任意接種ワクチン、および生ワクチンと不活化ワクチン
　　・四種混合ワクチンとヒブと小児用肺炎球菌（いずれも定期・不活化）、
　　　B型肝炎（任意・不活化）、ロタウイルスワクチン（任意・生）の4種類
(2) 生ワクチンと生ワクチン
　　・MR（麻しん風しん混合）とおたふくかぜと水痘（みずぼうそう）ワクチン（すべて生）
(3) 不活化ワクチンと生ワクチン
　　・ヒブ（不活化）とロタウイルスワクチン（生）
(4) 注射と飲むタイプのワクチン
　　・ヒブ（注射）とロタウイルスワクチン（飲む）

同時接種の実施について

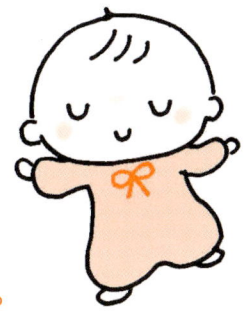

Q14 からだのどこの部分に接種するのですか。

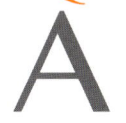

A 腕の上の部分と下の部分に接種することで、左右合わせて4本接種が可能です。しかし世界では、1歳以下の子どもに対しては大腿部に接種されてきました。大

腿部のほうが、接種場所も広く、痛みも少ないなど良い点が多いのです。日本政府だけは、このことを黙殺してきました。これに対して日本小児科学会は、2011年に大腿部への接種を積極的にすすめる声明を出しました。さらに2012年からは医師や自治体向けの「予防接種ガイドライン」にも大腿部接種がイラスト付きですすめられています。大腿部接種を経験した保護者は、次の接種も大腿部を希望する場合がほとんどです。

Q15 同時接種の場合、次のワクチン接種との間隔はどうなりますか。

A　同時に接種を受けたワクチンに生ワクチンが含まれていれば4週間後の同じ曜日から、不活化ワクチンだけなら1週間後の同じ曜日から次の接種ができます。例えば、ヒブと小児用肺炎球菌ワクチンという不活化ワクチンのみの同時接種なら1週間後から他のワクチンを接種できますが、生ワクチンのMR（麻しん風しん混合）と不活化ワクチンの小児用肺炎球菌ワクチンの同時接種なら次の接種まで4週間あける必要があります。また、同じワクチン同士では接種間隔がそれぞれ決まっています（四種混合やヒブワクチンでは最短3週間、小児用肺炎球菌ワクチンでは最短で4週間など）ので、かかりつけの小児科医とよく相談してください。

Q16 同時接種は、どの医療機関でもできますか。また、かかりつけ医が同時接種に応じてくれません。どうしたらよいですか。

A　残念ながら、日本では同時接種の習慣がなかったので、私は絶対に行わないという医師もいます。また、2011年のヒブワクチンと小児用肺炎球菌ワクチンの接種後の死亡事例では、最終的にワクチンとは一切無関係のことがわかったのですが、このことを知らない医師もいます。保護者に説明するのがたいへんだからとしない医師もいます。そのほかにも理由があるかも知れません。理由にかかわらず、同時接種が受けられないのは困った問題です。対応としては、同時接種をしている医師を探すしかありません。多くの医師が接種本数の制限を行わずに同時接種を積極的に行うようにするには、厚生労働省が子どもをVPDから守るためには同時接種が安全で有効な方法であるという明確な方針を出すことが重要です。

7章 ワクチンを接種する前に知っておきたいこと

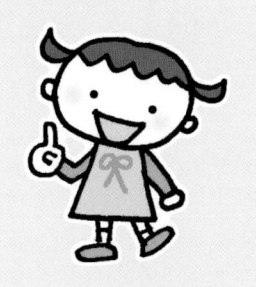

準備、接種スケジュール

最初の予防接種はいつごろから受ければいいのですか？

ワクチンデビューは生後2カ月の誕生日

初めてのワクチンは、お誕生日のちょうど2カ月後から始めます。スタートダッシュが肝心です。

大切な子どもをVPD（ワクチンで防げる病気）から守るためには、適切なタイミングで、確実にワクチン接種を受けることが重要です。ワクチンによって、接種する年齢（月齢）や回数・間隔が異なります。それをよく知ったうえで、スケジュールを立てて、もっともよい時期に接種できるようにしましょう。スケジュールを立てる際のポイントは5つ。

① 流行しているVPD、重症になりやすいVPDを優先する
② 原則、接種年齢（月齢）になったらすぐに受ける
③ 効率的・効果的な受け方を考えて、同時接種を取り入れる
④ わからないときは早めに医師に相談する
⑤ 生後2カ月になったらすぐ始める

巻末にNPO法人VPDを知って、子どもを守ろうの会がおすすめする予防接種スケジュールをのせています。特に生まれたばかりのお子さんには、「0歳の予防接種スケジュール」が役立ちます。このスケジュールは、最も早く免疫をつけるためのプランです。予防接種は、VPDを予防することが目的ですから、病気になる前に、効率的な予定を立ててできるだけ早く受けることが大切です。

異なる種類のワクチンを接種する場合の間隔は、生ワクチンと不活化ワクチン（トキソイドも含む）とで異なります。原則として生ワクチンでは接種後4週間（中27日）以上、不活化ワクチンでは接種後1週間（中6日）以上あけます。ただし、同じワクチンを複数回接種する場合には、それぞれのワクチンごとに最適な接種間隔が決まっています。たとえば、ロタウイルスワクチンは4週間以上、四種混合ワクチンは3〜8週間あけます。効率的にかつ効果的に接種を受けるためにも、接種間隔を確認しておきましょう。

同じ日に複数のワクチン接種を受けることもでき、これを同時接種といいます。たとえば、ロタウイルス、小児用肺炎球菌、ヒブ、B型肝炎ワクチンは、乳児期早期でもかかってしまうVPDを防ぐワクチンですので、生後2カ月になったらすぐに同時接種で受けるのが最適です。生後3カ月になったら、さらに四種混合ワクチンも同時接種ができます。同時接種の安全性は欧米で実証済みです。

同時接種はスケジュールがシンプルになり、接種のための通院回数も減ります。また、それぞれのワクチンの接種完了までの期間も大幅に短縮できるので、必要な免疫を早くつけることができます。地域によりBCGなどの集団接種の日程やVPDの流行状況が異なりますので、スケジュールに関しては、かかりつけ医とよく相談してください。

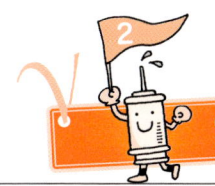

定期接種と任意接種

任意接種のワクチンは受けなくてもいいのですよね？

　日本で受けられる予防接種には、予防接種法で定められている「定期接種」と、それ以外の「任意接種」があります。定期接種ワクチンは定められた期間内であれば公費（原則無料）で接種できます。任意接種ワクチンは一部に公費助成もありますが、多くの場合は全額自己負担（有料）です。「定期接種だけ受けておけば大丈夫」と考えている保護者が少なくありませんが、VPD（ワクチンで防げる病気）から子どもを守るためには、任意接種ワクチンも必要です。

　任意接種のVPDだからといって病状が軽いわけではありません。軽い病気とみられがちなおたふくかぜでも約30人が脳炎になり、約1000人に1人に高度の難聴が起こっています。B型肝炎は乳児期に感染すると慢性化（キャリア）しやすく、将来の肝硬変、肝臓がんの原因となります。任意接種が有料なために接種を控える保護者もいるかと思いますが、ワクチン接種をしなかった結果、もしVPDにかかって重症になってしまった場合の治療費は、ワクチン接種の費用の何倍にもなるでしょう。そしてなによりも、VPDにかかると本人がつらいだけでなく、保護者や家族にも大きな負担がかかることになります。そうならないように、任意接種のワクチンも積極的に受けることをおすすめします。

　最近、日本で接種できるワクチンの種類は世界標準となりましたが、そのワクチンを利用するための予防接種制度は先進国のなかではまだ最低レベルです。WHO（世界保健機関）は、B型肝炎、ロタウイルスなどのワクチンを発展途上国でも無料で受けられる定期接種とするように勧告しています。さらに先進国では水痘（みずぼうそう）、おたふくかぜワクチンも定期接種にするように勧告しています。先進国でおたふくかぜワクチンを定期接種として行っていないのは日本だけです。日本では法律改正がなかなか進みませんが、少しずつ任意接種ワクチンが定期接種となっています。

　2012年2月に厚生労働省の専門家委員会はB型肝炎、ヒブ、小児用肺炎球菌、水痘、おたふくかぜ、ヒトパピローマウイルス（子宮頸がん）ワクチンなどの任意接種ワクチンを定期接種とすることを提言しました。2013年4月からヒブ、小児用肺炎球菌、ヒトパピローマウイルス（子宮頸がん）ワクチンが定期接種となりました。このときに国会でB型肝炎、水痘、おたふくかぜなどのワクチンの定期接種化を検討するように決議されました。2014年10月から水痘ワクチンが定期接種となります。このように国も任意接種ワクチンの必要性を認めていますが、今はまだ任意接種ワクチンが残っており、すべてのワクチンが早期に定期接種となることが望まれます。

定期接種の準備と手順

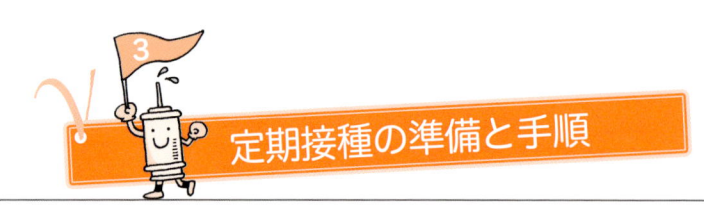

「予診票（接種券）」がないと受けられないのですか？

予診票の有無を確認

定期接種と公費補助対象ワクチンには、自治体（市区町村）が発行する「予診票（接種券）」が必要です。手元に予診票があるかどうかを確認してください（任意接種のものは各医療機関に用意されています）。予診票の受け取り方は、自治体によってさまざまです。

①自治体の予防接種担当窓口で受け取る
②保護者あてに郵送されてくる
③自治体の指定医療機関に用意してある

予診票が手元にない場合には、自治体の予防接種担当窓口に問い合わせてください。接種したい時期までに予診票が届かないと、最適な時期に接種が受けられなくなってしまいます。特に生後2カ月から接種できるヒブ、小児用肺炎球菌ワクチンの予診票が自治体から配布されない場合は、急いで請求してください。担当の窓口で理解されない場合は、責任者に確かめてください。予診票は、国で決めた接種開始時期の前に受け取れることになっています。出生届と引き換えに予診票を渡してくれる自治体もあります。

予防接種スケジュールを見て予診票がいつまでに必要なのかを確認し、あらかじめ入手しておくようにしましょう。予診票は母子健康手帳と一緒に保管しておきましょう。

小児科医を予約

小児科にワクチン接種の予約をしておきましょう。予防接種専用の時間帯があればそれを利用するといいでしょう。

予診票の記入

接種前に、必要事項を予診票に記入してください。予診票は、子どもが予防接種を受けられる健康状態にあるのかどうかを医師が判断するための大切な情報源で、子どもが安全にワクチン接種を受けるためにもたいへん重要です。母子健康手帳を見ながら、必ず正確に、正直に記入しましょう。たとえば、せきや鼻水がでるときや耳鼻科にかかっているときなどには"今日からだに具合の悪いところがあります"の欄の"はい"に○をつけ、具体的にその様子を記入してください。"はい"に○がついているから接種できないということではありません。それが診察のときの重要な情報になります。さらに、もし心配なことがあったら、接種前の診察時に尋ねてください。

「予診票（接種券）」が必要なワクチン
■**定期接種の子どものワクチン**

ヒブ、小児用肺炎球菌、四種混合（ジフテリア、百日せき、破傷風、ポリオ混合）、BCG、MR（麻しん風しん混合）、日本脳炎、ヒトパピローマウイルス

■**自治体によって公費補助があるワクチン**

水痘（みずぼうそう）（2014年10月から定期接種）、おたふくかぜ、B型肝炎、ロタウイルス、インフルエンザ

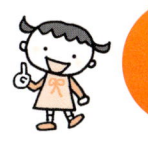

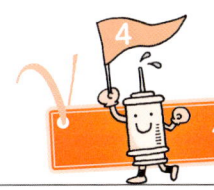

個別接種の予約や手順

接種日はどうやって決めればいいですか？

医院・病院を決める

　個別接種は、まず接種する医院・病院を決めることから始まります。

　小さな子どもの場合は、ふだんの健康状態をよく知っているかかりつけの小児科医のもとで接種を受けるのがおすすめです。アレルギーのある子や持病のある子の場合はもちろんですが、そうでない子どもも、万が一接種したあとで様子がおかしい場合などは、診てもらうことになります。相談しやすい、信頼できるかかりつけの小児科を日ごろから探しておくことが大切です。

　かかりつけの小児科医がなければ、この機会にかかりつけの小児科医を探しましょう。小児科選びの基準は人それぞれですが、いくつかの小児科にかかってみて、自分に合った医院・病院を選ぶといいでしょう。子どもに特別な持病がなければ、遠くにある大病院よりも、無理なく通院できるところにある小児科が安心です。

　しかし、小児科医が少ない地域もあります。最近は内科などの医師もワクチンに対して理解が高まりました。いろいろな情報を集めて選んでください。

接種日を決める

　予防接種は、その病気にかかる前に受けていなければ意味がありません。ですから、「接種できる年齢（月齢）になったらできるだけ早く」が基本的な考え方です。子どもは急に発熱することも多く、予定通りにいかないこともしばしばあります。後回しにせずに、可能な範囲で早めの接種日を決めましょう。

　思い出していただきたいのが『**ワクチンデビューは生後2カ月の誕生日**』です。子どもが生まれて出生届を提出したらすぐにかかりつけ医を探して相談するという方法もあります。

　かかりつけ医がワクチンの予約が不要の小児科でも、予定を立てて接種を受けることをおすすめします。予防接種専用の時間帯があれば、それを利用しましょう。予約日に子どもの体調が悪ければ、キャンセルの連絡をすれば大丈夫です。キャンセルした場合は、次の予約を忘れずに。

★保健所や保健センターなどの公的機関にスケジュールを相談しても、必ずしも良い回答は得られません。公的機関は定期接種や公費助成のあるワクチン以外のものについては責任をとれませんので、任意接種ワクチンの接種については具体的な回答はしてくれないからです。そのため、相談先としては不適切です。

5 体調の判断

少しかぜ気味なので、今日は接種を受けないほうがいいのでしょうか？

　小さな子どもは、体調が万全ではないときが意外と多いものです。「こんな体調でワクチンの接種をしても大丈夫かしら」と心配される保護者がよくいます。しかし、保護者が無理かもしれないと思っても、医師の判断では接種可能なこともあります。かぜ気味だからといって慎重になりすぎないようにしてください。

　通常は、子どもの場合、鼻水やせきがあっても発熱（37.5度以上）がなければ接種ができます。鼻水やせきがひどくて苦しそうなときには予防接種を延期するのはもちろんですが、医師の診察を受けてまずつらい症状を治してあげましょう。また下痢気味の場合でも、離乳食を始める前はウンチがゆるい赤ちゃんが多いので、便の状態を詳しく医師に説明して、接種できる状態かどうかを判断してもらいましょう。嘔吐や水様便などがひどい場合には予防接種は延期します。

　ワクチンを接種できるかどうかの判断は、いつごろどんな病気にかかって、どんな症状だったか、受けたいワクチンは何かによって変わってきます。予診票では、子どもが安全に予防接種を受けられる状態にあるのかどうかを医師が判断するために必要な情報を尋ねています。

　たとえば、子どもの1カ月以内の病気や、家族や遊び仲間の病気を尋ねるのは、おたふくかぜやみずぼうそうなどにかかったあとは、ワクチンの効き目が落ちる可能性があるからです。これらの病気にかかった場合は、治って2〜4週間の間隔をあけてから接種を行います。

　また接種したいワクチンに含まれる成分に対するアレルギーがあるかどうかも、予診票で尋ねています。しかしインフルエンザワクチンの場合に、たとえ子どもが卵アレルギーだったとしても接種できるかどうかは医師が判断します。自己判断で接種できないとあきらめないでください。

　そのほかにも前回接種したワクチンと今回のワクチンが適切な接種間隔であるかどうか、同じワクチンを連続して接種する場合には、決められた接種間隔になっているかなど、予診票と母子健康手帳を見て医師が判断します。

　子どもの体調が万全ではないように思えるとき、アレルギーがある子どもや持病がある場合などは、病気を診てもらっている医師に、いつ接種を受けられるかを相談するとよいでしょう。また予防接種を受けるにあたって気になることがあったり、判断に迷ったりするときには、接種前の診察時に医師に相談してください。疑問や不安は解消してから予防接種を受けましょう。

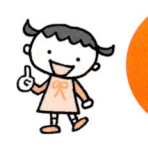

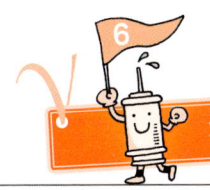

接種後の注意

接種した日はお風呂には入れますか？

　無事に接種が終わり、ホッと一息。すぐに帰宅したい気持ちになりますが、接種後30分は医師や看護師の指示に従い、医療機関内に残るか、すぐに連絡がとれる場所にいるようにしましょう。この間に特別な問題が起こらなければ、通常は、あとになって子どもに急激な副反応が起こることはまずありません。

　現在のワクチンの安全性は高いので、接種後60分経てばふだん通りの生活ができます。公園に連れて行ったり、おでかけもできます。保育園に行っても大丈夫です。入浴や食事も、いつもと同じでかまいません。

　注射をした部分をもむ必要はありません。もんでもワクチンの効果に差はありません。また、後日接種した部分が赤くなったり、腫れたり、硬くなったりすることがありますが、もんでもこれは少なくなりません。通常は少し腫れても心配はなく、そのままにしておけばまもなく元通りになります。

　そのほかにも、予防接種後には発熱や下痢など、心配なことが起きるかもしれません。しかし、もし接種後にこのような症状が出たとしても、そのほとんどはワクチンが原因で起こったものではなく、たまたまかかったかぜや下痢症による症状（こういう状況を紛れ込みといいます）ですので、あわてないでください。不幸にして医学的に重い症状になった場合でも、本当はワクチンが原因ではないことがほとんどです。気になる症状がある場合に、緊急に小児科を受診する必要があるかどうかは、ワクチンを受けていないときにたまたま病気になったときと同じように判断してください。

　なお、たいへんまれではありますが、ワクチンによる副反応がおきてしまうことがあります。接種前後には万一に備えて、「予防接種と子どもの健康」やウェブサイト『KNOW★VPD！』(http://www.know-vpd.jp/)で接種するワクチンの情報を必ず読んでおいてください。

　最後に忘れずに確認していただきたいのが、母子健康手帳の接種記録と次回の予防接種スケジュールです。接種したときに医師と相談し、次に受けるワクチンを決めて、できれば予約もしておきましょう。

「予防接種と子どもの健康」
本来は各自治体から各家庭に配布されるべきもので、VPDやワクチン情報のほか副反応が起こった場合の健康被害救済制度についても記載されています。

7月6日は「ワクチンの日」

　7月6日は、世界で初めて近代ワクチンが接種された日です。1885年のこの日、フランスのルイ・パスツール博士によって狂犬病ワクチンが接種されて以来、これまでにさまざまなワクチンが開発されてきました。

　しかし日本では、世界標準のワクチン接種ができるようになるまでに欧米に比べて10年～20年も遅れていました。また、現状では定期予防接種でないワクチンが多く、すべての子どもがワクチンの恩恵を受けられるわけではありません。そのため、非常に多くの子どもたちがVPD（ワクチンで防げる病気）に感染して重大な後遺症を伴ったり、命を落としたりしています。

　接種率の低さは制度上の問題に加え、VPDの重大さやワクチンの大切さについて一般の方々の知る機会が少ないことも大きな要因の一つといえます。

「ワクチンの日」にワクチンについて考えよう

　NPO法人VPDを知って、子どもを守ろうの会では、7月6日の「ワクチンの日」をいま一度「ワクチンについて考える日」にすることで、啓発を促進していきたいと考えます。「ワクチンの日」にはワクチンの接種記録をチェックしましょう。

　ワクチンが必要なのは子どもだけではありません。麻しん・風しん・おたふくかぜ・水痘（みずぼうそう）は大人がかかると重症化する危険性が高く、風しんは胎児にまで影響します。これらのワクチンを受けていない場合は、できるだけ早く接種しましょう。

子どものワクチンチェック ✓
- ☐ 接種できるワクチンの接種忘れはないか
- ☐ ワクチンごとの必要回数は接種しているか
- ☐ 次に受けるワクチンを確認してあるか

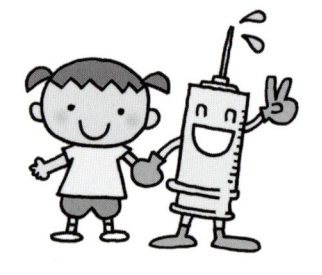

大人のワクチンチェック ✓
必要なワクチンの受け忘れはないか

旅行時は、トラベラーズワクチンを確認しているか

シンボルマークとワクチン手帳

　多くの方に「ワクチンの日」を知っていただくために「ワクチンの日」のシンボルマークがあります。シンボルマークは、体内に入ったワクチンがからだを守っていることをイメージしています（高橋正実さんのデザイン）。

　このシンボルマークを表紙にあつらえたワクチン手帳は、ワクチン接種の有無と時期をチェックでき、子どもだけでなく大人にも役立つものとなっています。和英表記で、ワクチン名も国内外で通用する表記ですので、日本初のグローバルな仕様のワクチン手帳としてご活用いただけます。

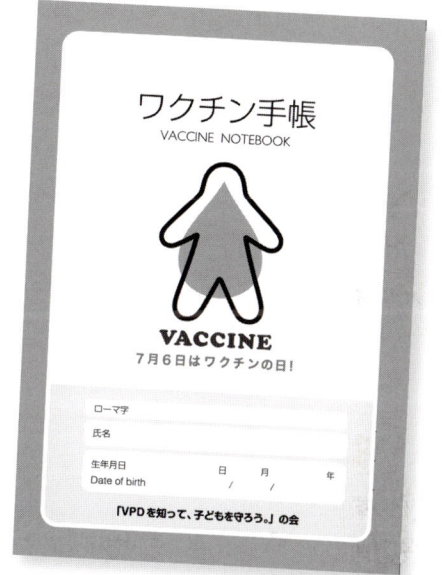

8章

ワクチンQ&A
もっと詳しく知りたい人のために

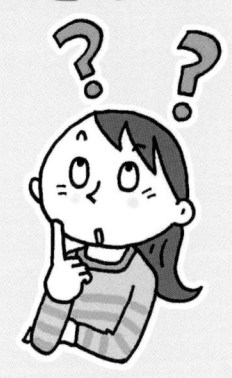

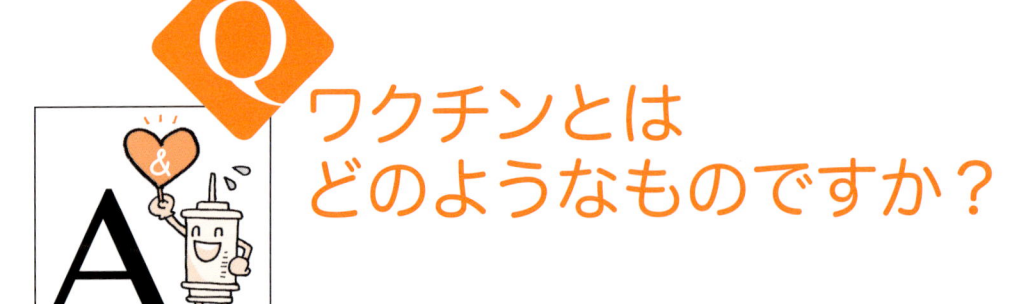

Q ワクチンとはどのようなものですか？

ウイルスや細菌などの病原体が私たちの体に入ってくると病気を起こしますが、体には多くの病原体を追い出して病気を治そうとするしくみが備わっています。しかも多くの場合は、体はその病原体を覚えていて、次からはもっとすばやく対応することができるようになり、病気は起こりません。このような体のしくみを「免疫システム」といいます。

ワクチンとは、病気を起こすウイルスや細菌などの免疫をつける性質は残しながら、安全に使用できるよう、病気を起こす力（病原性、毒性）を弱めたり、完全になくしたりしたものです。ワクチンを体に入れる（これを「ワクチン接種」といいます）と、体に大きな負担をかけたり危険にさらしたりすることなく、安全に免疫をつけることができます。ワクチンで前もって免疫をつけておけば、その病気にかからないか、かかっても軽くすみます。その結果、他の人に病気をうつすことも防ぐことができます。このようなことがワクチン接種の目的です。

ワクチンは大きく2つに分けることができます。生ワクチンと不活化ワクチンといい、それぞれに特徴があります。

◎生ワクチン

生きたウイルスや細菌などの病原性を十分に弱めたワクチンで、体に入れても病気の症状が出にくいように作られています。接種すると体はごく軽く病気にかかったような状態になり自然感染と同じような免疫ができるので、1回の接種でも十分な免疫をつけることができます。ただし、ワクチンによっては追加接種が効果的なものや、複数回の接種が必要なものもあります。副反応としては、もとの病気の軽い症状が出ることがありますが、複数回の接種で症状が強くなることはありません。

[該当するワクチン]
ロタウイルス、BCG、MR（麻しん・風しん混合）、おたふくかぜ、水痘（みずぼうそう）ワクチンなど

◎不活化ワクチン

ウイルスや細菌を殺して、免疫をつけるのに必要な成分だけをワクチンにしたものです。トキソイドといって、細菌の出す毒素をもとに作られるものもあります。接種してもその病気にかかったような状態にはなりませんので、生ワクチンよりさらに安全に免疫をつけることができますが、1回の接種では十分な免疫ができません。ワクチンによって決められた回数の接種が必要です。

[該当するワクチン]
B型肝炎、ヒブ、小児用肺炎球菌、四種混合、日本脳炎、インフルエンザ、HPVワクチンなど

Q なぜワクチンを受けなくてはいけないのですか？

　乳幼児期には免疫（抗体：病気に対する抵抗力）が未発達なため、さまざまな感染症にかかります。そして感染していくことで免疫をつけながら成長していくのです。しかし、子どもがかかりやすい感染症は、かぜのように軽いものだけではありません。中には、確実な治療法がなく、深刻な合併症を起こして、命を落としたり、後遺症を残したりする危険性の高い病気もあります。このような感染症はかからないように予防する必要があります。

　そのために、安全で確実性の高い方法がワクチン接種です。ワクチンは、病気を防ぐために必要な免疫を安全につける武器です。ワクチンを接種することで、子どもたちを病気から守ることができます。VPD（ワクチンで防げる病気）の数はわずかですが、ワクチンがつくられたのは、それが命や健康に大きな影響をもたらす重大な病気だからです。

　ワクチンを接種する大切な目的として、以下の3つがあげられます。
①自分がかからないために
②もしかかっても症状が軽くてすむために
③まわりの人にうつさないために

　①と②は、ワクチン接種を受ける本人のための目的です。③は自分のまわりの大切な人たちを守るという目的です。自分の子どもがワクチンを受けずにVPDにかかってしまい、弟や妹、おじいちゃん、おばあちゃん、おなかの赤ちゃん、お友だちなどにうつしてしまったらたいへんです。

　最近では、赤ちゃんや小さな子どもを同伴するレジャーやショッピング、外食などが一般的になりました。また働く女性が増えて、保育所などで集団生活を送る子どもも増えています。このように、子どもが人の多く集まる場所に長時間いることが多いと、それだけ感染症にかかる機会が増加します。これは子どもだけの問題ではありません。最近も、麻しん（はしか）や風しん、百日せきなどのVPDが大学生や大人の間で流行して問題になりました。

　このように、現在社会では、赤ちゃんや子どもはもちろん、大人も含め皆が適切にワクチンを接種して、必要な免疫をつけておくことは、地域社会でVPDの流行を防ぐためにとても大切です。VPDが流行しなければ、免疫力の弱い人たち—ワクチン接種前の赤ちゃん、妊婦、病気のためにワクチンを受けられない人、高齢者など—も、VPDから守られます。これがワクチンの「社会防衛（集団免疫効果）」と呼ばれる一面です。ワクチンを接種することは、自分の子どものためだけではなく、周りにいるみんなのためでもあるということを忘れないでください。

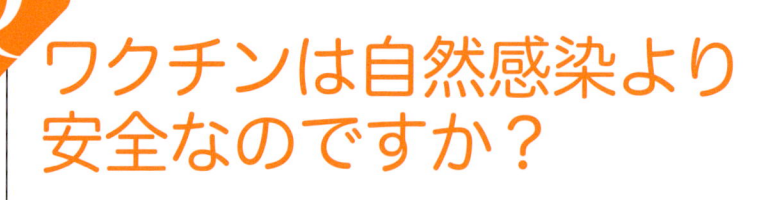

Q ワクチンは自然感染より安全なのですか？

ワクチンを接種したあとの副反応は心配かと思いますが、実際には接種した部分が赤く腫れたり、少し熱が出たりする程度の軽い副反応がほとんどです。生ワクチンでは熱や発疹などその病気の症状が軽く出ることもあります。また、ワクチンに含まれている成分に対する強いアレルギー反応（これをアナフィラキシーと呼びます）や、脳症や脳炎など中枢神経の合併症も報告されますが、共に非常にまれなものです。実際にワクチンの安全性はとても高くなっています。ワクチン接種はWHO（世界保健機関）が先頭に立って世界中で推進されています。また、欧米では、多くの科学的な調査が徹底的に行われて、ワクチンの安全性が証明されています。

ワクチン接種後に、高熱を出した、脳炎を起こしたという話が報道されることもあります。しかし、実は本当にワクチンのせいかどうかはすぐには断定はできません。他に原因があって、たまたまワクチンを接種した時期に起こったのかもしれないのです。ワクチンを接種した後にかぜをひいて熱を出すことはよくあります。副反応に関してはいろいろな研究が行われていますが、ワクチンが原因であることはまれです。これは同時接種の場合でも同じことです。

ただし、ワクチンを接種する時に特別な注意が必要な子どももいます。ワクチンの成分に対してアナフィラキシー（強いアレルギー反応）を起こしたことがある場合は接種できません。また、生まれつき免疫システムが極めて弱い先天性免疫不全症や小児がん治療などで免疫を抑える薬を使用している場合は、生ワクチンの接種はできません。その他、特別な病気のある場合も同様です。どの場合も、主治医と相談する必要があります。逆にいえば、それ以外は、ワクチンは安心して受けることができるというわけです。

本当にこわいのは、ワクチンを接種しないでVPD（ワクチンで防げる病気）にかかり、重症化する場合です。たとえば、おたふくかぜのワクチンを接種しても約2000人に1人に頭痛や嘔吐の症状が出る無菌性髄膜炎にかかることがありますが、自然にかかったときの約1〜2％しかありませんし、程度もたいへん軽く済みます。ワクチンを受けないで自然にかかると約1000人に1人に一生治らない高度の難聴が起こってしまい、毎年約1人が死亡し、約30人が意識をなくしたり、けいれんなどを起こす脳炎を起こしています。こういうことを防ぐために、先進国では定期接種にして子どもを守っているのです。

副反応が起こることがあってもワクチンを接種するのは、副反応よりも自然感染で病気にかかる方がずっとこわいからです。現在のワクチンは、世界中で多くの子どもたちに使用されてきて、安全性が確認されているものです。安心して接種を受けてください。

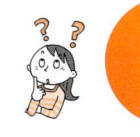

8章 ワクチンQ&A もっと詳しく知りたい人のために

Q ワクチンより自然感染したほうが免疫は確実なのでは？

　子どもがかかる感染症の数は多く、確実な治療法のないものも少なくありません。感染症によっては、後遺症を残したり、命を落としたりする危険性が高いものもあります。そのような感染症は、かからないように予防することが必要です。このために考えられた、もっとも有効な手段がワクチンです。

　子どもが感染症にかかって治ったときに、例えば、水痘（みずぼうそう）の場合「この子はもうみずぼうそうにはかかりません」と言われませんでしたか。なぜそのように言われるのでしょうか。感染症にかかると体は原因となるウイルスや細菌などの病原体に対する免疫をつくります。その後に再び同じ病原体と接触しても、体には免疫という準備が備わりましたから、今度は発病することが非常に少なくなります（ただし最近の研究では、ごくまれに、麻しんなどにかかって免疫ができても、その免疫は必ずしも一生続くわけではないこともあることがわかってきました）。

　このように免疫がついていると感染症の発症が抑えられます。実際に感染症にかからなくても、免疫をつける方法がワクチンです。ワクチンによる免疫は自然にかかった時の免疫に比べれば強くはありませんが、自然にかかる時の合併症の危険にさらされることなく、安全に免疫をつけることができます。

　例えば、麻しんに自然にかかると確かに強い免疫がつくかもしれませんが、それは後遺症もなく無事に治って初めていえることです。ワクチンのなかった時代には多くの子どもたちが麻しんで命を落としてきました。今はワクチンがありますので、重い合併症の危険にさらすことなく、安全に免疫をつけることができます。しかし、いくら良いワクチンがあっても接種しなければ、ワクチンのない昔に戻るのと同じです。ワクチンという安全な手段があるのに、「確実な免疫のため」といって、子どもたちを危険な目に遭わすことは、一種の虐待です。

　また、小さなお子さんに重い病気を起こすヒブや肺炎球菌に対する免疫は、2歳までは自然にはつきません。たとえば、生後6カ月でこれらの菌による髄膜炎を起こしても免疫はつかないので、再び髄膜炎になることもあるのです。2歳頃までは、ワクチンによってしか免疫をつけることはできません。危険な自然感染でも免疫はつかず、安全なワクチンで免疫がつくのです。これでも「自然の方が良い」と思いますか？

　世界中でワクチン接種が推進されているのは、VPD（ワクチンで防げる病気）が子どもたちの命や健康に対する重大な脅威であり、ワクチンが予防法として、安全性でも確実性でも優れているからです。VPDにかかる前に、ワクチンで確実に免疫をつけて、恐ろしい病気から子どもたちを守りましょう。

Q ワクチンを受けずに病気にかかっても治療すればよいのでは？

VPD（ワクチンで防げる病気）にかかると、重い後遺症が残ったり、命がおびやかされることがあります。水痘（みずぼうそう）やおたふくかぜのようによく知られた病気でも、報道はされませんが同じことが起こっています。今の日本では医学が進歩しているから、ワクチンを受けずにかかっても平気だと思う方がいるかもしれません。しかし最新の医学をもってしても、ほとんどのVPDには根本的な治療法はないか、あっても重症化を防げない場合もあります。医師や看護師など医療を専門にしているはずの人の中にもワクチンを受けなくても大丈夫という人がいますが、あまりにも無責任といわざるを得ません。

ワクチン普及前、年間約1000人の子どもが細菌性髄膜炎にかかり（そのうち、ヒブによる髄膜炎が年間約600人、肺炎球菌による髄膜炎が約200人）、2つの菌による髄膜炎で亡くなる子どもは50人近くにもなりました。このような重い感染症は、適切に治療しても死亡したり後遺症を残すことが少なくありません。2007年には大学生を中心に麻しん（はしか）が流行しましたが、麻しんによる脳障害は、今では成人に多く起こっています。また、水痘（みずぼうそう）が原因でわが国では年間10人以上が死亡しています。

妊娠中の女性がVPDに感染すると、赤ちゃんに重大な影響が出ることがあります。風しんは普通の経過では軽い病気と考えられていますが、妊娠5カ月までの女性がかかると、妊娠初期であればあるほど影響が出やすく、生まれつき目が見えなかったり、耳が聞こえなかったり、心臓の壁に穴が開いていたりするなど、一生の障害を残すことが知られています。残念ながら2012〜2013年の流行で50人近くの先天性風疹症候群（CRS）のお子さんが生まれてしまいました。

「ワクチンさえ接種していれば…」という思いは、ほとんどの小児科医が経験しています。VPDに子どもがかかり、重い後遺症が残ったり、場合によっては子どもを亡くしてしまったりしたら…。ご家族の無念さや心の痛みは、とても私たちが書き表せるものではありません。すべてのVPDは、確実な治療法もなく命にかかわる病気だからこそ、ワクチンがつくられたのです。失った命や健康は戻ってきません。また病気がそれほど重くなくても、治療のための費用はかかります。家族の方々の負担は肉体的にも精神的にも大きなものになります。

子どもがVPDにかかると、病院や診療所に通院や入院することになり、保育所や幼稚園、学校などを長期間休まなくてはなりません。また、かかった子ども本人だけでなく、家族みんなの日常生活にも、さまざまな影響が出ます。いうまでもありませんが、「予防は治療に勝る」のです。

| 8章 | ワクチンQ&A　もっと詳しく知りたい人のために |

Q 同じワクチンを何度も受けるのはなぜですか？

　子どもが麻しん（はしか）に自然にかかって治ると、「この子はもう、麻しんにはかからない」と言われますね。これは、子どもの体内に麻しんに対して一生効果のある免疫ができるからです。ワクチンは、こうした自然感染と同じしくみで、私たちの体内でコントロールされた安全な状態で免疫を作り出します。

　不活化ワクチンは、ウイルスや細菌の病原性（毒性）を完全になくして、免疫を作るのに必要な成分だけを製剤にしたものです。自然感染や生ワクチンに比べて生み出される免疫力が弱いため、1回の接種では十分でなく、何回かの追加接種が必要になります。接種回数はそれぞれのワクチンによって異なります。

　では、必要な接種回数を受けなかったらどうなるでしょう。4回接種で完了するワクチンを3回まで受け、残りの1回を受けなかったとすると、4分の3の75％の効果があるでしょうか。答えは、ノーです。

不活化ワクチンの接種回数と抗体の変化

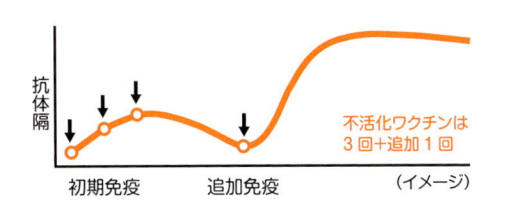

抗体価　初期免疫　追加免疫　（イメージ）
不活化ワクチンは3回＋追加1回

　はじめの3回のワクチン接種（初期免疫）で、抗体（病気に対する抵抗力）ができます。でも、残念ながらその予防効果は時間の経過とともに低下してしまいます。ある程度の期間をあけて追加接種を1回受けると、再び抗体ができ、より確実に予防することができるのです。これを追加免疫効果（ブースター効果）といいます。ワクチンの追加接種だけでなく自然感染でも抗体ができ、予防効果が高まります。保育士さんなどが子どもの感染症にかかりにくいのは、日常的にそれらの感染症に触れているブースター効果のおかげと考えられます。

　生ワクチンの場合、たとえば麻しんワクチンは、かつては1度の接種で効果は一生続くと考えられていました、しかし、多くの人がワクチンを接種したことで麻しんの流行が減り発症者と接触する機会も減りました。そうなるとワクチンで得られた免疫力は時と共に下がってくることがわかってきました。そのため、以前は1度の接種でよかったのが今や世界中で2回の接種が必要だと変わってきました。現在の日本のように大きな流行がない状況では、自然感染のブースター効果が期待できません。そのため、生ワクチンも複数回接種を受けてしっかりと抗体を高めておく必要があるのです。

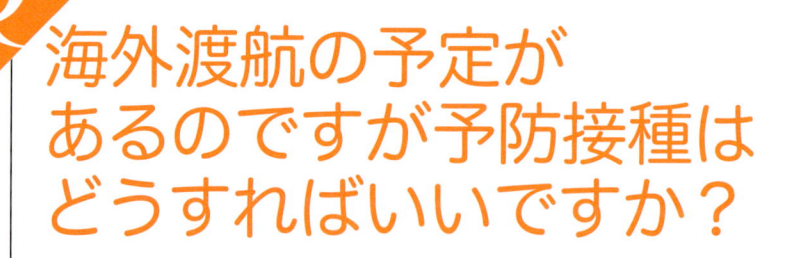

Q 海外渡航の予定があるのですが予防接種はどうすればいいですか？

　日本ではあまり見かけなくなったVPD（ワクチンで防げる病気）でも、世界の国々に行けばその病気に感染する可能性があります。たとえば日本脳炎は、現在は日本国内での患者の発生は年間10人以下ですが、中国やフィリピンからインドにかけての東南アジア地域では常に流行している病気です。また、A型肝炎は日本での発症例は大きく減ってきていますが、東南アジアなどの国では、依然として多くの患者が発生しています。

　むしろ日本に少ない病気は、国内で自然免疫がつきにくい分だけリスクが高いともいえます。また、航空機や列車、バスなどの交通機関や駅、空港などでは、さまざまな国の人が行き交いますので、感染の可能性は日本で生活をしているときよりも高まります。海外渡航の際には、その国で必要とされているワクチンを事前に調べ、計画的に接種しておきましょう。以前は日本で承認されていないワクチンも多かったのですが、最近ではほとんどのワクチンが国内で接種できるようになっています。

　渡航先が欧米先進国でも発展途上国でも、まずそれぞれの年齢で接種できるワクチンをすべて日本で受け終っている必要があります。これらはNPO法人VPDを知って、子どもを守ろうの会のスケジュール表（巻末）でチェックできます。特にB型肝炎ワクチンを忘れずに。東南アジアに行く場合は、日本脳炎も生後6カ月からでも定期接種で受けられます。米国の場合は水痘やおたふくかぜの2回目も含めて、すべてのワクチンを受けていないと学校に入学させてくれません。米国とアジアに行く場合は、1歳からA型肝炎が必要になります。地域によっては狂犬病、黄熱、コレラなどのワクチンが必要です。ポリオ流行地では生ポリオワクチンの追加接種も必要です。髄膜炎菌髄膜炎のワクチンも米国、英国、オーストラリア、アフリカの髄膜炎ベルト地域などに行く時には必要です。

　このように海外渡航に必要なワクチンは、渡航する国々の状況によって異なります。渡航前にワクチン接種のための期間が十分に確保できるよう、できるだけ早めにかかりつけの小児科医に相談し、渡航外来など専門の医療機関を紹介してもらいましょう。

　なお、渡航先の感染症の状況や必要な予防接種に関する情報の入手には、厚生労働省検疫所のウェブサイトが便利です。これから渡航される方は参考にしてください。

厚生労働省検疫所
http://www.forth.go.jp/

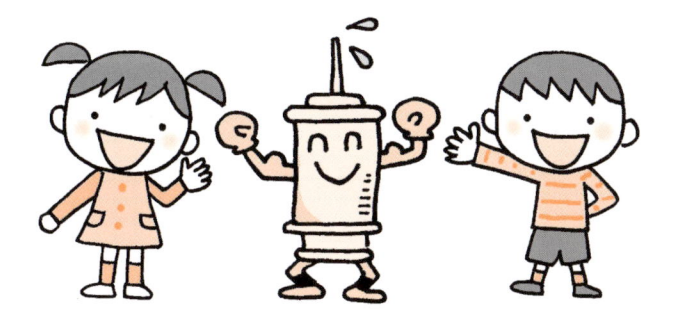

9章 日本の予防接種制度はどうなっているの？

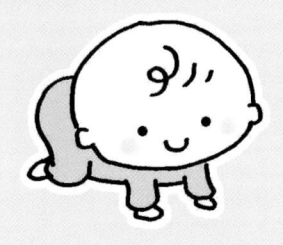

日本の予防接種体制の現状と問題点（2014年7月現在）

日本の子どもが受ける予防接種には、定期接種と任意接種があります。
定期接種は予防接種法で定められているもので市区町村の責任で行います。
任意接種は予防接種法で定められていないその他すべての予防接種を指します。
定期接種では自己負担のない場合がほとんどですが、
任意接種ではほとんどを自己負担で受けなければなりません。
健康被害救済制度も定期接種と任意接種で大きな差があります。

日本の予防接種体制では、VPDから子どもたちを確実に守ることはできません

　日本の子どもたちが受ける予防接種は、予防接種法などの法令で種類や接種年齢などが決められている「定期接種」と、これらの法令の範囲外のいわゆる「任意接種」に分けられています。

　しかし、子どもたちにとってはすべての予防接種が必要です。このような分け方は、保護者の方々に「定期接種は国や市町村が勧める大事な予防接種」、「任意接種は受けても受けなくてもよい、あまり必要でない予防接種」という誤解を与えることになり適切な区分とはいえません。

　日本は世界でも有数の先進国であることはいうまでもありません。しかし残念なことに、予防接種体制については、20年以上ものあいだ、世界でも後ろから数えた方が早いくらいの後進国であったのです。そのような体制が長く続いていたので、日本の子どもたちはVPD（ワクチンで防げる病気）の脅威にさらされていました。

　では、日本の予防接種体制の何が問題なのか、これから説明していきましょう。

子どもたちにとってより良い予防接種体制とは？

　小児科医は日々、保護者の方々と共に子どもたちを見守りつつ、健やかな成長のためのお手伝いをしています。小児科医が子どもたちの予防接種体制について考えたとき、望むことは、必要な予防接種を、経済的な負担を考えずに、安心して受けられる、の3点です。

　まず、日本の子どもたちは必要な予防接種を世界中の多くの国々の子どもたちと同じように受けることができていたでしょうか？残念ながら、その答えはノーです。

9章　日本の予防接種制度はどうなっているの？

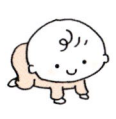

　たいへん危険な病気である細菌性髄膜炎を予防するヒブワクチンの導入は世界よりも20年以上、小児用肺炎球菌ワクチンは10年以上も遅れました。ポリオワクチンについていえば、日本では野生のポリオがなくなってからも30年以上経口生ワクチンしか使用できませんでした。たしかに生ワクチンの効果は劇的なもので、国内から野生のポリオをなくすことに成功しました。しかし、たいへんまれとはいえ、生ワクチンは接種後にまひを起こすことがあります。そのため、欧米では1990年代後半から、ポリオまひを絶対に起こさない安全性を重視した注射の不活化ポリオワクチンに速やかに切り替えました。しかし、日本では不活化ワクチンへの切り替えが大幅に遅れ、2012年9月にようやく切り替わりました。これ以外に小児がA型肝炎ワクチンを受けられるようになったのは、2013年のことです。

　また、欧米では定期接種に組み込まれている髄膜炎菌性髄膜炎を予防する髄膜炎菌ワクチンは日本では製造販売が承認されたところです。子どもにとって注射の負担(痛み)を軽減する4種、5種、6種という混合ワクチンの導入も遅れています。このように、子どもたちにとって必要なワクチンが、国内ではなかなか使用できないというのがわが国の現実です。

　ワクチンの情報提供や啓発活動がたいへん少ないことも大問題です。この問題を解決するためにNPO法人VPDを知って、子どもを守ろうの会はつくられました。

接種費用は子育て世代の家計の大きな負担になっています

　次の「経済的な負担を考えずに」とは、接種費用は無料で、ということです。任意接種の多くは接種費用を自己負担しなくてはなりません。任意接種も必要なワクチンですから、いくらお金がかかっても受けてほしいのですが、1回数千円から1万円以上もするワクチンです。それを何種類、何回も接種するというのは、子育て中の若い世代の家計にとっては、現実問題としてかなり大きな負担です。本当はわが子に受けさせたいと思っても、接種費用のために泣く泣く接種をあきらめる家庭も多いのではないでしょうか。

　子どもたちには健康に生きる権利があり、必要なワクチンを受けることもその中に含まれます。また、感染症は人から人へと広がりますので、決して1人だけの問題ではありません。多くの人がワクチンでVPDを予防することで、その地域、国でのVPDの流行を防ぐことができます。ですから医学的に必要なワクチンは、任意接種のまま放置せず、すべてを定期接種とすることが必要です。経済的な状況にかかわらず、子ども(国民・住民)が希望するワクチンを受けられる環境を整備するのは、国や自治体の責任ではないでしょうか。

　国は2013年4月から、小児の細菌性髄膜炎など重症感染症を予防するヒブワクチンと小児用肺炎球菌ワクチン、子宮頸がん予防につながるヒトパピローマウイルスワクチンの3ワクチンを定期接種にしました。しかし、実費として徴収される接種費用の取り扱いについての予防接種法の規定はそのままになっています。実は定期接種になったからといって接種費

用が無料になるとは限らないのです。定期接種について定めている予防接種法には「市区町村は予防接種を受けた人から実費を徴収してよい」という規定があります。実費とは人件費（医師、看護師、事務職員）、薬品費（ワクチン）、材料費（注射器など）のことです。自治体の財政状況によっては、窓口で負担する金額が、任意接種での全額自己負担とほとんど変わらない、ということもありうるのです。

「経済的な負担を考えずに」を実効性のあるものとするためには、この予防接種法第28条の規定は削除されなければなりません。

すべての予防接種で
手厚い健康被害救済措置が受けられるように

最後の「安心して受けられる」とは、万が一の健康被害が起こった時の補償は手厚くということです。定期接種後に重い副反応が起こり、それが「予防接種によって起こったものではない」と明確に否定されない限りは、予防接種との因果関係が認められたことになり、予防接種法による健康被害救済措置を受けることができます。すなわち「疑わしきは救済」ということです。

予防接種法による救済措置の給付額は数年ごとに見直されています。たとえば、子どもが定期接種によって不幸にも死亡するようなことがあれば、現在は4210万円が支払われることになっています。金額の多い少ないは問題ではないかもしれませんが、この金額が任意接種とでは大きな差があるのです。

任意接種の場合、予防接種法ではなく、「独立行政法人医薬品医療機器総合機構法」という名前の法律で決められた給付を受けることになります。定期接種と同じように、「予防接種による健康被害である（予防接種によらないとは否定できない）」と認定されたとしても、子どもの死亡時の給付額は701万円余り、定期接種の場合の約6分の1です。

なぜこのような違いがあるのかというと、予防接種法による定期接種の場合は「病気のまん延を予防すること」が目的として明確に記されているからです。「自分のためだけでなく、他の人のために」接種した予防接種によって健康被害を受けたのだから、それだけ高い金額で補償しましょうということですね。

しかし、任意接種で予防するVPDも、ほとんどは人から人にうつるものですから、医学的には「自分のためだけでなく、他の人のために」接種していることは同じなのです。ただ、予防接種法の定期接種というグループに入れてもらっているか、そうでないかという点だけで、このように区別（差別）されるのはおかしいと思いませんか？

よく「定期接種は無料で受けられる予防接種」と書かれていることもありますが、予防接種法の実費徴収規定がある限り、これは正しくはありません。正しくは「定期接種は手厚い救済措置を受けられる予防接種」です。

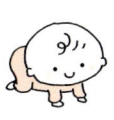

9章　日本の予防接種制度はどうなっているの？

　そこで結論。「安心して受けられる」とは、「すべての予防接種で、予防接種法と同じ水準の手厚い健康被害救済措置を受けられる」ということです。すなわち、予防接種健康被害救済制度は、給付に大きな差のある2つの法制度を並立させるのではなく、手厚い補償をうたっている予防接種法に一本化するべきなのです。そうしてこそ、予防接種を受ける側も、予防接種をする側も、安心して予防接種を行うことができます。「自分のため、そして周りのみんなのため」という予防接種の目的を実現するためにも、健康被害救済制度の見直しが必要です。

おわりに

　厚生労働省は、2012年3月に新たに定期接種ワクチンに加える6種類の任意接種ワクチンを発表しました。これは、これまでの定期接種、任意接種といった枠組みでなく、世界標準のワクチンをすべての子どもたちが無料で接種できるようになる道筋がみえた、大きな前進であると全国の多くの小児科医が喜びました。2013年4月から細菌性髄膜炎を予防するヒブワクチンなど3種類が定期接種となり、2014年10月から水痘（みずぼうそう）ワクチンが定期接種となる見込みです。しかしながら、2014年7月の段階では、残りのB型肝炎ワクチンとおたふくかぜワクチンの定期接種化の具体的な時期は明らかになっていません。ロタウイルスワクチンについても定期接種化は未定のままです。

　日本の未来である子どもたちをVPDから守るために、大人たちが力を合わせて、一日も早く望ましい予防接種体制の実現をめざしましょう。

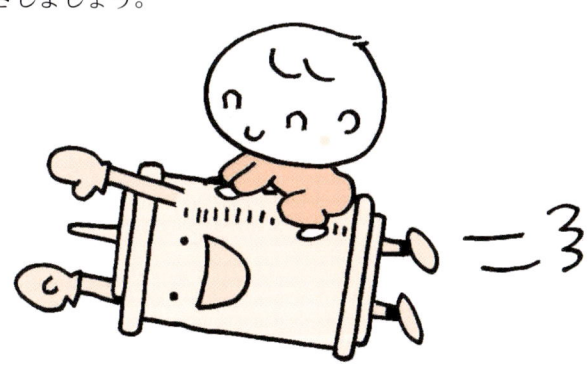

NPO法人 VPDを知って、子どもを守ろうの会 について

設立の趣旨

　VPDを知って、子どもを守ろうの会は、"ワクチンで防げる病気（VPD）"をキーワードに、保護者や医療関係者、保育関係者など、子どもに関わる人々へ情報提供・啓発活動を行うことで、"予防できる感染症から子どもたちを守りたい"という願いのもと、2008年4月より活動をしてまいりました。

　ワクチン接種は公衆衛生学上もっとも効果的な手法として積極的に取り組まれ、世界中で感染症がコントロールされてきました。しかしながら、既に世界的にワクチンが普及している病気に対してさえ、日本国内では未だ普及していない現状があります。感染症やワクチンについての情報は一般に少なく、ワクチン接種の意義や、現在の問題点について知る機会は限られています。国内で起きている、VPDにより命を脅かされている子どもたちの実態は一般には伝えられていません。問題点に生活者が気づかないままに、世界のスタンダードとのギャップが拡大してしまいました。

　一人一人の子どもの命はかけがえのないものです。

　もし、子どもが"ワクチンで防げる病気（VPD）"で命を落としたり、重い後遺症を残したりしてしまったら……。ご家族にとっても社会にとっても、これほど悲しいことはありません。何者にも代えがたい大切な子どもの命や健康を、予防できる感染症から守るため、私たちは、子どもの感染症と予防に関する正しい情報提供に努めます。
　VPDについての認知を高め、子どもたちが健やかに生きていける社会を実現するために2012年からはNPO法人として活動してまいります。

[会の概要と活動内容]
　　　NPO法人 VPDを知って、子どもを守ろうの会
　　　設立　2012年4月
　　　理事長　薗部 友良
　　　小児科医を中心に運営

[活動内容]
　　　1. 情報提供・啓発活動
　　　2. 調査研究（アンケート等の実施）
　　　3. ネットワークの形成
　　　4. 提言

[情報提供・啓発活動について]
　　　主に保護者、医療関係者（医師・看護師・保健師・助産師など）、
　　　保育・教育関係者に対し、情報提供・啓発を目的とした各種活動を実施

[主な活動]
　　　・ホームページの開設・運営
　　　・一般向け講演会・イベント、医療関係者向けシンポジウムなどの開催
　　　・ポスター・リーフレットなどの作成・配布
　　　・予防接種に関する調査の実施
　　　・アプリの開発、提供　　　など

[情報提供内容]
　　　・子どものVPD・感染症に関する情報
　　　・予防接種に関する情報
　　　・諸外国の感染症対策情報　　など

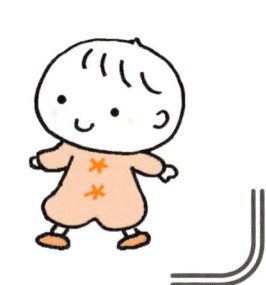

事務局

NPO法人 VPDを知って、子どもを守ろうの会
〒104-0045　東京都中央区築地2-12-10築地MFビル26号館5階

Email　info@know-vpd.jp　　HP　http://www.know-vpd.jp/

VPD　検索

[監 修]

薗部　友良 (そのべ　ともよし)
NPO法人VPDを知って、子どもを守ろうの会　理事長

[編 集]

藤岡　雅司 (ふじおか　まさし)
ふじおか小児科
NPO法人VPDを知って、子どもを守ろうの会　副理事長

太田　文夫 (おおた　ふみお)
おおた小児科
NPO法人VPDを知って、子どもを守ろうの会　副理事長

片岡　正 (かたおか　ただし)
かたおか小児科クリニック
NPO法人VPDを知って、子どもを守ろうの会　理事

菅谷　明則 (すがや　あきのり)
すがやこどもクリニック
NPO法人VPDを知って、子どもを守ろうの会　理事

0歳からの ワクチン接種ガイド
ワクチンで防げる子どもの病気

2014年8月26日 初版第1刷発行

監　修	薗部 友良
編　者	NPO法人VPDを知って、子どもを守ろうの会
発行者	倉井 和彦
発　行	日経メディカル開発
発　売	日経BPマーケティング
	〒108-8646　東京都港区白金1-17-3　NBFプラチナタワー
	http://ec.nikkeibp.co.jp
イラスト	小沢 ヨマ
装　丁	日経BPコンサルティング
制　作	朝日メディアインターナショナル株式会社
印刷・製本	図書印刷株式会社

ISBN 978-4-931400-72-6
本書の無断複写・複製（コピー等）は著作権法上の例外を除き、禁じられています。購入者以外の第三者による電子データ化及び電子書籍化は、私的使用を含め一切認められておりません。

0歳の予防接種スケジュール

2014年8月版

ワクチンデビューは、生後2カ月の誕生日

0歳の赤ちゃんをVPD（ワクチンで防げる病気）から守るためには、生後2カ月になったらできるだけ早くワクチンを受けることが大切です。ワクチンの種類、接種回数が多いので、かかりつけの医師と相談のうえ同時接種で受けましょう。

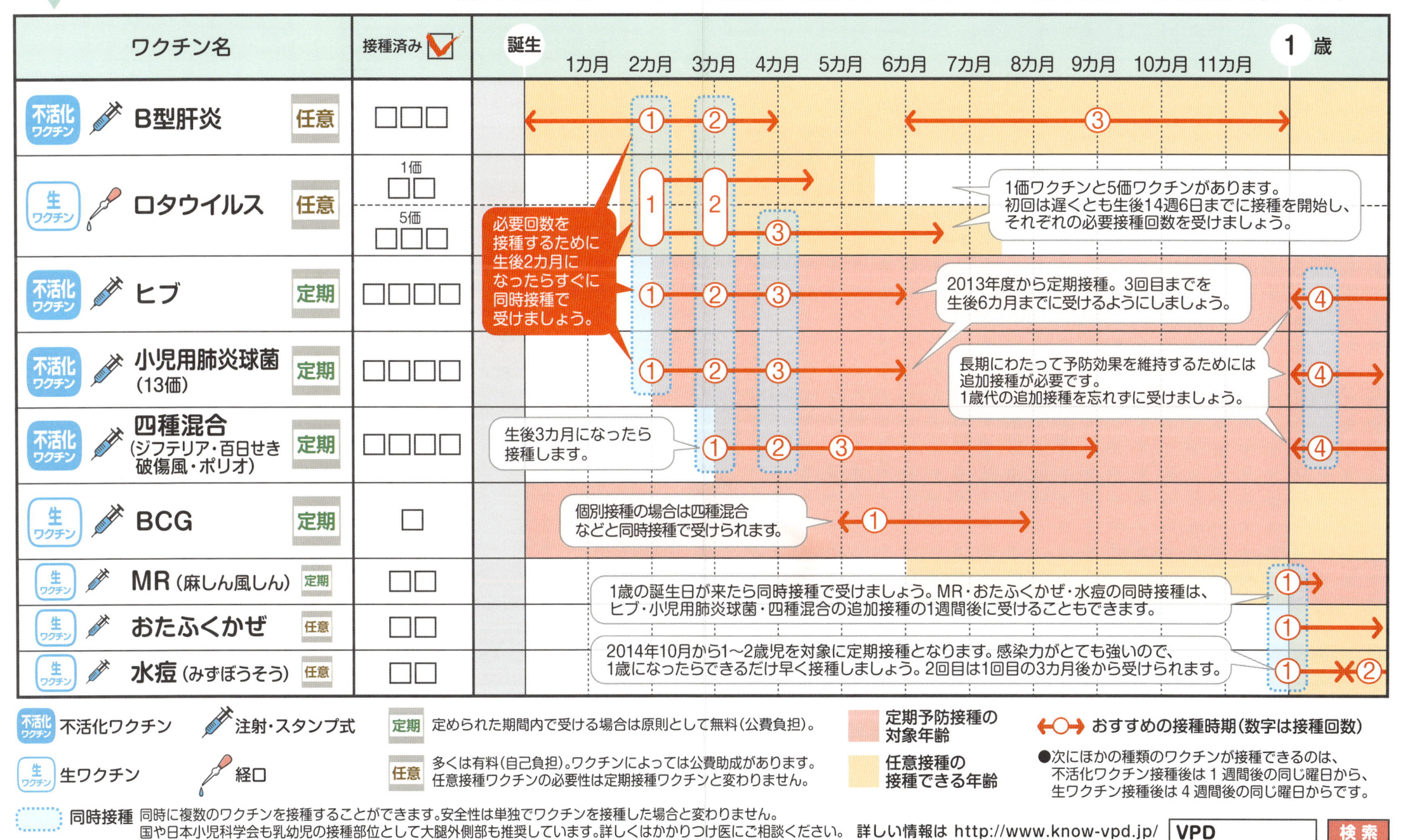

ワクチン名	種別	接種済み ✓	スケジュール（誕生〜1歳）
B型肝炎	不活化ワクチン／任意	□□□	①2カ月 ②3カ月 ③7〜11カ月
ロタウイルス	生ワクチン／任意	1価 □□　5価 □□□	1価：①2カ月 ②3カ月／5価：①2カ月 ②3カ月 ③4カ月
ヒブ	不活化ワクチン／定期	□□□□	①2カ月 ②3カ月 ③4カ月 ④1歳
小児用肺炎球菌（13価）	不活化ワクチン／定期	□□□□	①2カ月 ②3カ月 ③4カ月 ④1歳
四種混合（ジフテリア・百日せき・破傷風・ポリオ）	不活化ワクチン／定期	□□□□	①3カ月 ②4カ月 ③5カ月 ④1歳
BCG	生ワクチン／定期	□	①5〜7カ月
MR（麻しん風しん）	生ワクチン／定期	□□	①1歳
おたふくかぜ	生ワクチン／任意	□□	①1歳
水痘（みずぼうそう）	生ワクチン／任意	□□	①1歳 ②（1回目の3カ月後）

吹き出し・注記：

- 必要回数を接種するために生後2カ月になったらすぐに同時接種で受けましょう。
- 1価ワクチンと5価ワクチンがあります。初回は遅くとも生後14週6日までに接種を開始し、それぞれの必要接種回数を受けましょう。
- 2013年度から定期接種。3回目までを生後6カ月までに受けるようにしましょう。
- 長期にわたって予防効果を維持するためには追加接種が必要です。1歳代の追加接種を忘れずに受けましょう。
- 生後3カ月になったら接種します。
- 個別接種の場合は四種混合などと同時接種で受けられます。
- 1歳の誕生日が来たら同時接種で受けましょう。MR・おたふくかぜ・水痘の同時接種は、ヒブ・小児用肺炎球菌・四種混合の追加接種の1週間後に受けることもできます。
- 2014年10月から1〜2歳児を対象に定期接種となります。感染力がとても強いので、1歳になったらできるだけ早く接種しましょう。2回目は1回目の3カ月後から受けられます。

凡例：

- 不活化ワクチン　注射・スタンプ式
- 生ワクチン　経口
- 定期：定められた期間内で受ける場合は原則として無料（公費負担）。
- 任意：多くは有料（自己負担）。ワクチンによっては公費助成があります。任意接種ワクチンの必要性は定期接種ワクチンと変わりません。
- 定期予防接種の対象年齢
- 任意接種の接種できる年齢
- ←→ おすすめの接種時期（数字は接種回数）
- 同時接種：同時に複数のワクチンを接種することができます。安全性は単独でワクチンを接種した場合と変わりません。国や日本小児科学会も乳幼児の接種部位として大腿外側部も推奨しています。詳しくはかかりつけ医にご相談ください。
- 次にほかの種類のワクチンが接種できるのは、不活化ワクチン接種後は1週間後の同じ曜日から、生ワクチン接種後は4週間後の同じ曜日からです。

詳しい情報は http://www.know-vpd.jp/　【VPD】検索

© NPO法人VPDを知って、子どもを守ろうの会

予防接種スケジュール（2014年8月版）

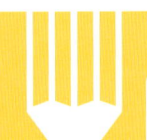

大切な子どもをVPD（ワクチンで防げる病気）から守るためには、接種できる時期になったらできるだけベストのタイミングで、忘れずに予防接種を受けることが重要です。このスケジュールはNPO法人 VPDを知って、子どもを守ろうの会によるもっとも早期に免疫をつけるための提案です。お子さまの予防接種に関しては、地域ごとの接種方法やVPDの流行状況に応じて、かかりつけ医と相談のうえスケジュールを立てましょう。

ワクチン名	区分	接種済み ✓	スケジュール概要
B型肝炎（不活化ワクチン）	任意	□□□	①②を生後2〜3カ月、③を7〜8カ月頃
ロタウイルス（生ワクチン）	任意	1価 □□／5価 □□□	遅くとも生後14週6日までに接種を開始し、それぞれの必要接種回数を受けましょう。1価ワクチンと5価ワクチンがあります。
ヒブ（不活化ワクチン）	定期	□□□□	①②③を生後2〜4カ月、④を1歳過ぎ
小児用肺炎球菌（13価）（不活化ワクチン）	定期	□□□□	①②③を生後2〜4カ月、④を1歳過ぎ。2013年10月までの7価ワクチンに含まれてない6価分の免疫をつけるために、7価の接種完了者も8週以上あけて13価ワクチンを1回接種（補助的追加接種：任意接種）
四種混合（DPT-IPV）／三種混合（DPT）・ポリオ（IPV単独）（不活化ワクチン）	定期	□□□□	①②③を生後3〜5カ月、④を1歳過ぎ。二種混合（DT）：11歳で追加接種（接種対象11〜12歳）
BCG（生ワクチン）	定期	□	①を生後5〜8カ月。個別接種の場合は四種混合などと同時接種で受けられます。
MR（麻しん風しん混合）（生ワクチン）	定期	□□	①1歳、②幼稚園、保育園の年長の4月〜6月がおすすめ
おたふくかぜ（生ワクチン）	任意	□□	①1歳、②年長児
水痘（みずぼうそう）（生ワクチン）	任意	□□	2014年10月から1〜2歳児を対象に定期接種となります。感染力がとても強いので、1歳になったらできるだけ早く接種しましょう。①②を1歳以降
日本脳炎（不活化ワクチン）	定期	□□□□	①②③を3歳頃、追加接種は初回接種から3カ月の間隔をあけて受けましょう。④9歳で追加接種（接種対象9〜12歳）
インフルエンザ（不活化ワクチン）	任意	毎秋	毎年、10月から11月頃に接種しましょう。
A型肝炎（不活化ワクチン）	任意	□□□	1歳から受けられます。1回目の2〜4週後に2回目、その約半年後に3回目を接種します。
HPV（ヒトパピローマウイルス）（不活化ワクチン）	定期	□□□	中学1年で接種開始（接種対象：小6から高1の女子）。2価と4価があり、ワクチンによってスケジュールが異なります。

ロタウイルス・ヒブ・小児用肺炎球菌・四種混合の必要接種回数を早期に完了するには、同時接種で受けることが重要です。

1歳の誕生日が来たら同時接種で受けましょう。MR・おたふくかぜ・水痘の同時接種は、ヒブ・小児用肺炎球菌・四種混合の追加接種の1週間後に受けることもできます。

凡例

- **不活化ワクチン 定期**：定められた期間内で受ける場合は原則として無料（公費負担）。
- **生ワクチン 任意**：多くは有料（自己負担）。ワクチンによっては公費助成があります。任意接種ワクチンの必要性は定期接種ワクチンと変わりません。
- **定期予防接種の対象年齢**
- **任意接種の接種できる年齢**
- **おすすめの接種時期（数字は接種回数）**
- 次にほかの種類のワクチンが接種できるのは、不活化ワクチン接種後は1週間後の同じ曜日から、生ワクチン接種後は4週間後の同じ曜日からです。
- **同時接種**：同時に複数のワクチンを接種することができます。安全性は単独でワクチンを接種した場合と変わりません。国や日本小児科学会も乳幼児の接種部位として大腿外側部も推奨しています。くわしくはかかりつけ医にご相談ください。

詳しい情報は http://www.know-vpd.jp/ 【VPD】検索

© NPO法人VPDを知って、子どもを守ろうの会